皮肤病辨证思维及临床经验

主编　吴自勤　胡素叶

世界图书出版公司

图书在版编目（CIP）数据

皮肤病辨证思维及临床经验/吴自勤，胡素叶主编
. --北京：世界图书出版公司，2021. 12
ISBN 978-7-5192-8954-6

Ⅰ. ①皮… Ⅱ. ①吴… ②胡… Ⅲ. ①皮肤病-辨证论治 Ⅳ. ①R275

中国版本图书馆 CIP 数据核字（2021）第 197703 号

书　　名	皮肤病辨证思维及临床经验
（汉语拼音）	PIFUBING BIANZHENG SIWEI JI LINCHUANG JINGYAN
主　　编	吴自勤　胡素叶
总 策 划	吴　迪
责任编辑	韩　捷　崔志军
装帧设计	霍　杰
出版发行	世界图书出版公司长春有限公司
地　　址	吉林省长春市春城大街 789 号
邮　　编	130062
电　　话	0431-86805559（发行）　0431-86805562（编辑）
网　　址	http：//www. wpcdb. com. cn
邮　　箱	DBSJ@ 163. com
经　　销	各地新华书店
印　　刷	三河市嵩川印刷有限公司
开　　本	850 mm × 1168 mm　1/32
印　　张	6. 25
字　　数	125 千字
印　　数	1—2 000
版　　次	2022 年 1 月第 1 版　2022 年 1 月第 1 次印刷
国际书号	ISBN 978-7-5192-8954-6
定　　价	88. 00 元

《皮肤病辨证思维及临床经验》

编委会

主　审

李领娥

主　编

吴自勤　胡素叶

副主编

彭云松　王月美　邱洞仙

编　委

李领娥　吴自勤　胡素叶

王月美　邱洞仙　彭云松

白艳秋　陈　潍

杨盼盼　李佩赛

前言

皮肤病对人的身体以及心理健康会造成很大的影响，尤其对于发生在面部的皮肤病，常给患者带来严重的心理问题，增加患者的心理负担，长时间会使患者形成自卑、害羞、孤僻等不良心理，严重影响患者的就业、社交。为了解决这一临床难题，我们在总结前人治疗皮肤病经验的基础上，结合自己多年的临床经验，编撰成书，以供临床医生参考。

全书共分为7章，分别介绍了皮肤病临床辨证思维、临床诊病特点、安全用药、用药心得、几种常见皮肤病的中医治疗、病案举例以及皮肤病的中医预防及护理。本书读者对象为皮肤科的医务人员，包括省级医院、市级医院、县级医院、乡镇医院以及社区医疗服务中心的临床医生，同时还包括广大研究生、进修生、医学院校学生等，可作为其工作和学习的工具书及辅助参考资料。

由于时间仓促，书中存在的不妥之处和纰漏，敬请读者和同道批评指正。

编 者

2021年1月

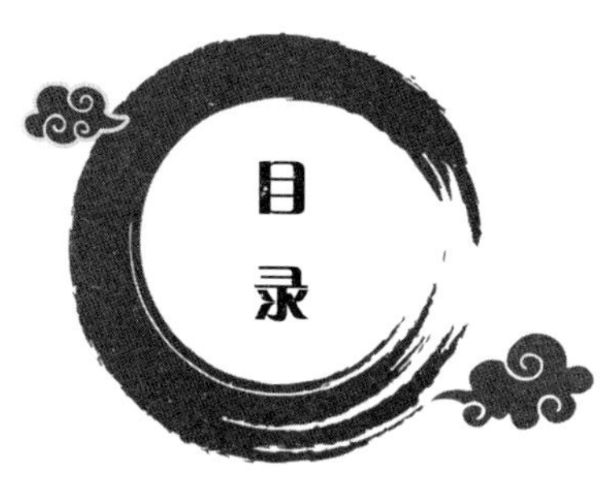
目
录

第一章　皮肤病临床辨证思维

中医辨证是以四诊为手段，八纲为基础，四诊是中医诊疗疾病的重要方法和步骤，八纲是中医辨证的总纲领，中医皮肤病亦不例外。皮肤科疾病临床辨证中，除运用四诊合参，结合八纲、脏腑、六经、卫气营血、皮损等辨证方法，还要重视局部辨证与整体辨证有机结合，才能做出正确的诊断。中医治疗皮肤病的特点和优势：①皮肤病皮损的表现呈多形性，除外症状，每一种皮损有其固有的形态特征，并对应某种皮肤病；②体现辨证论治的整体观，皮肤上的疾病往往是脏腑疾病在体表上投影的一个信息，知外达里，同样皮肤上的疾病也可以引起脏腑疾病的发生，所谓由外及里，皮肤病往往不是孤立存在，与脏腑疾病极有可能存在表里深层次的关系；③皮肤内应脏腑，外络肢节，根据经络在体表循行部位所表现出的症状和体征，循经辨证治疗一些尚不明原因之疾病，或许能得到更好的效果；④皮肤病同病异治或异病同治的概率比较大，因此熟练地掌握好一些基本的治疗皮肤病的药方，并能够悟性变通，灵活应用。

“证”，是证候的总称，是疾病发展阶段中的病因、病位、病性、正邪斗争强弱的病理概括，也是疾病本身所反映的各种症状的概括。因此，它与疾病所反映的个别的、表面的外在现象——“症状”的概念不能混为一谈。辨证，就是按望、闻、问、切四诊所搜集的症状、体征等资料，根据它们内在的有机联系，加以综合、分析、归纳所做出诊断的过程。所以，辨证是中医认识疾病的方法。这种方法，是以脏腑、经络、病因等理论为基础，以四诊的资料为依据的。中医的辨证方法，有各自的特点和侧重，但在临床实践中又可以互相联系，互相补充。皮肤病的辨证，基本上与内科相同，但它又有独有的特点，现从以下几方面分述。

一、整体观

中医学认为人体是一个有机整体，其各部分之间是相互依存、相互联系、相互影响、相互制约的。中医的辨证，就是以整体观为指导思想，对四诊临床资料分析、归纳，以探求疾病的根源和病变的本质。皮肤是全身最大的器官，覆盖全身，参与全身的代谢，维护机体与外环境的统一，在生命的进程中起着重要的作用。虽然皮肤病发生在人体表面，但通过气血经络与人体内脏紧密相关。某些皮肤病发于皮表，肌肤腠理受邪，可趋于内，影响内脏；而一些内脏疾病亦可形之于外，通过皮肤表现出来。中医皮肤科学在中医学理论指导下，经过历代医家的努力实践与探索，逐渐形成了从整体出发、重视局部、内治与外治相结合的辨治观。

二、中医四诊

《难经·六十一难》云:“望而知之谓之神,闻而知之谓之圣,问而知之谓之工,切而知之谓之巧。”《医宗金鉴·四诊心法要诀》亦曰:“望以目察，闻以耳占，问以言审，切以指参，明斯诊道，识病根源。”四诊是中医认识和掌握疾病的基本手段，各科诊断疾病都离不开四诊。在皮肤科中四诊的运用更有其独特之处和侧重点。

1. 望诊

是医生运用视觉对人体外部情况进行有目的观察，以了解健康状况，测知病情的方法。《灵枢·本脏》云:“视其外应，以知其内脏，则知所病矣。”因皮肤病损害直接表现在皮肤表面，有形可见，医生可以通过望诊最直接、最迅捷地获取皮肤病的第一手资料。如皮疹发生的部位，皮疹的形态、大小、颜色、排列、境界等对诊断都有意义。皮损分布较广的皮肤病，除检查全身的皮肤外，还应检查患者的毛发、指(趾)甲及黏膜，对怀疑为接触性皮炎及寄生虫性皮肤病者还要检查患者的衣服、用具等。

2. 闻诊

包括听与嗅两方面的内容，一是以听觉辨患者的声音，如语言、呼吸、呕吐、呃逆等；二是以嗅觉辨患者分泌物的气味，如脓液、痰涕等。闻诊在皮肤科的诊断中主要侧重于嗅气味，如患者有出血，则多有血腥味：若有溃腐疮疡，则多有腐臭气。一般脓液略带腥味者，其质必稠，大多是顺证；脓液腥秽恶臭者，其质必薄，大多是逆证。皮肤科癣病中的肥疮有鼠尿味、臭田螺有腐臭味、腋臭有狐臊味等，这些特殊气味有助于临床诊病。

3. 问诊

历代医家都十分重视全面的问诊，明代医家张景岳将问诊的内容归纳为“十问歌”，把握问诊可循其病因，诊断疾病。

(1)问寒热：某些皮肤病伴有恶寒发热，如水痘常伴有轻度发热，丹毒发疹前常突然寒战高热，系统性红斑狼疮有不规则发热，在急性活动期常见高热。一般来说，突然恶寒发热为表证，寒多热少为风寒表证，热多寒少为风热表证。壮热高烧为毒热炽盛，为里实热证。午后低热为阴虚血亏，为虚证。

(2)问汗：自汗或多汗为卫阳不固，盗汗多为阴虚。如荨麻疹见自汗为表虚，瘰疬性皮肤结核见潮热盗汗，为阴虚火旺；手足心出汗，多属脾胃湿热郁蒸所致。

(3)问饮食：如部分荨麻疹的发病与食鱼腥海味有关。

病中饮食如常是胃气未伤,病中食欲渐佳，多是病势趋向好转;病中食欲渐减或不思饮食，多是胃气衰弱，或过用苦寒药物伤及脾胃。渴不欲饮为湿阻,渴喜热饮多为脾胃虚寒,渴喜冷饮多是胃有实热。

（4）问二便：大便秘结多为实证、热证,大便溏薄或完谷不化为脾失健运。小便短赤黄浊、尿痛、尿急、尿频均属下焦湿热证,小便清长多属寒证。

（5）问旧病：即询问既往病史,其对某些疾病的诊断、治疗及预后往往有重要的参考价值。如固定性药疹患者往往过去有同样发病史，明确致敏药物后应避免再次使用。有肿瘤病史者，若见淋巴结肿大当考虑病灶转移，预后多不良。

（6）问病因："治病必求于本"，本即病因。仔细询问发病原因和诱因对于确定病症与治则十分必要。如接触性皮炎多因禀性不耐又接触某种致敏物质而发病，通过询问病因明确接触物并避免再接触，即不再发病；又如银屑病，如果因患上呼吸道感染后而发病，结合临床表现，在治疗时可加用或重用清热解毒类药物。

（7）问妇女经带：有些皮肤病与月经有关。如某些荨麻疹、黄褐斑、痤疮、系统性红斑狼疮等患者，或在月经来潮前发作，加重，或伴有月经不调。因某些药物尤其是具有活血化瘀、行气通络功能的药物能影响月经、有碍胎气，所以在治疗女性皮肤疾患时，即使其发病与月经无关的一般性疾病也必须问月经。

4. 切诊

包括切脉(脉诊)和触诊两大类。在皮肤科中，脉诊大致与中医内科方法相同，是在望、闻、问诊的基础上观察脉象浮、沉、迟、数、滑、涩、弦、细等不同，以辨别疾病的寒、热、虚、实。

触诊是利用手的感觉触摸病变局部进行诊断的一种方法。触诊要点应包括局部皮损的软硬度、温度、边缘、界限、与周围组织关系以及附近淋巴结等，触诊可为常见皮肤损害的诊断和鉴别提供重要依据。

轻按肌肤，可以观察皮肤之润燥，从而知道患者有汗无汗和阴血津液是否损伤。如皮肤滑润的，多属阴血津液未伤;如双下肢皮肤呈鱼鳞状枯燥不泽，或肌肤甲错的，多属阴虚津液耗损，络阻血瘀，如鱼鳞病。重手扪按，审察肿胀，可以辨别水肿与气肿，重手按之不能即起，凹陷成坑的是水肿，如结节性红斑寒湿证、下肢溃疡等;按之举手而起的是气肿，多由清阳不升、气虚下陷所致。斑色鲜红，按之退色的为血热，如急性皮炎;斑色紫红，按之不退色者为血瘀，如紫癜。按之面、颈或四肢皮肤坚硬如革者为皮痹,按之软而有凹陷的为水肿。下肢肌肤鲜红肿痛，按之灼热者可能为丹毒，属热证；肢端青紫，按之发凉者，属寒证。皮下按之有核，光滑不痛者为痰核。双侧腿胫，皮色暗红、结节绕胫而按痛明显者为结节性红斑。

皮肤病的发病原因是很复杂的，其临床表现可体现于多个方面，望诊、闻诊、问诊和切诊是从不同角度检查病情和收集资料，各有其独特的方法和意义。四诊相互联系，不可分割。如《医门法律》所言："凡治病不合色脉，参互考验，得此失彼，得偏遗全，只名粗工。"故临床必须四诊合参，才能全面而详尽获取所需临床资料，有助于准确诊治疾病。

三、辨证概要

以下从八纲、卫气营血、经络、症状、皮损、脏腑、六淫等7方面辨证分述，具体如下。

（一）八纲辨证

用八纲辨证方法归纳皮肤病，一般来说，急性皮肤病发病急骤，进展迅速，皮损表现为潮红、肿胀、灼热、丘疹、疱疹、脓疱、糜烂等，伴有渗出浆液或脓液，痒痛较剧，全身症状有发热、烦躁、口干、口渴、大便干结、小便短赤，脉浮、洪、滑、数、有力，舌质或舌尖红，苔多黄、白或黄腻等证，多属阳证、表证、热证、实证。慢性皮肤病，发病缓慢，病程日久，皮损表现为苔藓样变、色素沉着或色素减退、皲裂、鳞屑等，或有脱发、指（趾）甲变化，自觉症状轻微，全身症状有形寒肢冷，不思饮食，便溏，尿清，脉沉、缓、细、迟，舌质胖淡，舌边有齿印，舌苔白滑、白腻等症，多属阴证、里证、寒证、虚证。

（二）卫气营血辨证

卫气营血辨证是温热病辨证的纲领，一方面用以表明疾病变化进展的深浅及其证候，另一方面用以表明卫、气、营、血四者的病理损害的程度，一些伴有发热等全身症状明显的皮肤病也常采用卫气营血辨证。

1. 卫分病

病邪在表，症见发热、微恶寒、头痛、口微渴、舌苔薄白、脉浮数等，相当于某些感染性皮肤病的初期或伴有表热证的其他皮肤病，例如风疹、水痘、玫瑰糠疹、风热型荨麻疹、药疹等。证候存在时间短暂，若不能及时消解，即可转入气分。

2. 气分病

卫分病不解，向里传变进入气分，但也有卫分病不明显，热邪很快伤及气分的，症见连日壮热不退，不恶寒，反恶热，汗出气粗，口渴引饮，大便秘结，小便黄赤，舌苔黄燥或灰黑起刺，脉洪大数。气分病实际就是里热实证，见于一些皮肤病急性发作期，如重症多形性红斑、重症药疹、系统性红斑狼疮毒热炽盛证等。

3. 营分病

气分热邪不解，阴液亏耗，病邪传入营分，但也有由卫分直接传入营分的。症见高热不退，夜间尤甚，心烦不眠，重者神昏谵语，口干反不甚渴，舌质红绛，脉细数。皮肤可见泛发性潮红肿胀，或见大疱、脓疱，如重症药疹、剥脱性皮炎、疱疹样脓疱病、中毒性红斑、重症多形性红斑、系统性红斑狼疮等。

4. 血分病

营分病热邪不解，或治疗不及时，则进一步传入血分，或热邪直接入血分。因血热炽盛而迫血妄行，其证候除具有营分主证外，常合并出血现象，如衄血、便血、皮肤出血斑、血疱等，舌质深绛，脉象细数。营分所列举的疾病、紫癜类皮肤病均可出现血分病证。

（三）经络辨证

经络是运行气血之道路，内源于脏腑，外行于体表，将人体内脏与皮毛、血脉、筋骨、四肢、百骸、五官联系起来，成为一个有机的整体，使人体内外、上下保持着平衡与协调。辨别经络部位的目的，是针对疮疡病源之所在，进行有的放矢的治疗。

1. 头、颈两侧

属少阳经（三焦经、胆经）。如外耳道及内、外两侧起密集红丘疹、鲜红斑，部分有糜烂、渗出，皮肤潮红，灼热痒剧，口渴喜冷饮，苔黄脉数，证属旋耳疮，由肝胆湿热上熏所致，治以泻肝清热、除湿止痒。

2. 面部

属于胃经，常见单纯疱疹、唇炎、酒渣鼻、痤疮等，证属肺胃血热偏盛。

3. 胁部

属肝经、胆经。例如缠腰火丹，常见于腰胁部或胸、胁、背部，证属肝胆湿火扰络，气壅血瘀所致，治则清泻肝胆湿火、通络化瘀止痛。

4. 下肢外侧

属胃经、胆经、小肠经。如结节性红斑，发病部位为双小腿伸侧胫骨两旁，皮损为红斑结节，颜色由鲜红渐变为暗红，可伴有小腿水肿，小便短黄，口干且苦，舌红、苔黄腻，脉弦滑或弦数。证属湿热下注，血瘀阻络，治则清热利湿、通络化瘀；下肢丹毒，证属湿热火毒下注所致，治则清火利湿、凉血活血解毒。

5. 阴囊

属肝经、肾经。例如阴囊湿疹，证属湿热下注于肝肾之经，治则清热利湿、凉血散风。

6. 手掌脚底

属手厥阴心包经、足少阴胆经。如掌跖脓疱病，证属血热偏盛，内蕴湿毒，走窜肢端所致，治则清热利湿、凉血解毒。

7. 下肢内侧

属足太阴脾经。如湿毒疮（瘀积性皮炎），本病多见于下肢内侧或腿胫部，其次为足背、足踝、足跖。常先起小疱、红丘疹、水疱，瘙痒颇盛，抓破溢水，浸淫渐大，如钱币或如掌大，甚则渗出糜烂，日久转成慢性，渗水渐少，但搔抓不止，皮厚紫暗，状如牛皮，或见青筋弯曲。证属湿热下注，瘀滞脉络。治则清热利湿、通络化瘀。

（四）症状辨证

1. 瘙痒

是风、湿、热、虫等邪客于肌肤所致，也有因血虚而致者。

（1）风痒：发作急，变化快。走窜四注，游走不定，或遍身作痒，时作时休，多为干性，如荨麻疹。

（2）湿痒：多见于人体下部的病变，多呈局限性瘙痒，常有肿胀、水疱、糜烂，渗液黄黏，浸淫成片，缠绵难愈，如湿疹。

（3）热痒：皮损焮红灼热，瘙痒剧烈，抓破渗血，甚则红肿、糜烂、渗液或渗脓、结痂，多属瘙痒性皮肤病之急性期或化脓性皮肤病。

（4）虫痒：常奇痒难忍，状如虫行皮中，浸淫蔓延或痒处固定，遇热或夜间尤甚，互相传染，如疥疮、癣等。

（5）血虚痒：多为阵发性瘙痒，常昼轻夜重，皮肤干燥脱屑，日久皮肤粗糙肥厚，多见于慢性瘙痒性皮肤病，如皮肤瘙痒症。

2. 疼痛

“不通则痛，通则不痛”，为气血凝滞不通所致。痛有定处多属血瘀,痛无定处多属气滞。寒痛皮色不变或皮色苍白,得热则缓,遇冷加剧;热痛皮肤潮红灼热,得冷则轻,遇热则重。

3. 麻木

即麻木不仁,不知痛痒。麻为血不运,木为气不通,麻木为气血运行不畅,经络阻塞,以致局部气血不足所致。

(五)皮损辨证

皮肤损害是指可被他人看到或触摸到的皮肤、黏膜病变,皮肤损害可分为原发性和继发性两种。

1. 原发性皮损

(1)斑疹:为只有颜色变化的皮疹,一般既不高起也不凹陷,可见而不能触及。按色泽可分为红斑、紫斑、白斑、褐斑及黑斑等。红斑为血热或热毒,稀疏为热轻,密集为热重;紫斑为血热、血瘀;白斑为气滞、血虚、气血不和;褐斑多为气滞血瘀;黑斑多为肾虚,按性质可分为炎症性、出血性、色素性三种。炎症性红斑色红或鲜红,压之退色,多属热证、实证;出血性斑呈褐黄或紫红色或暗红色,压之不退色,小者为瘀点,大者为瘀斑,多属血热、血瘀、实证;色素性斑为色素减退或色素沉着,多属虚证。继发于各种炎症性皮肤病后出现的色素性斑,多属气血不和、肾虚或肝郁气滞。

(2)丘疹：为高出皮面的局限性、坚实性突起，病变在表皮或真皮上部。色红细密属风热，色红较大属血热。

(3)结节：为高出皮面或隐于皮下的实质性块状物，位于真皮内或皮下组织，比丘疹大而深在，如结节性红斑、结节性痒疹等。红色结节为血热、血瘀，肤色结节为血虚。

(4)疱疹：为局限性高出皮面的腔隙内含浆液或血性液体的疱，病变常在表皮内或表皮与真皮之间。含浆液的疱疹为水疱，含血性液体的疱疹为血疱。疱周有红晕者为湿热或热毒，无红晕者多属脾虚湿蕴，脓疱多由湿热或热毒炽盛所致。

(5)脓疱：为局限性高出于皮面的腔隙内含脓液的疱称为脓疱。形似疱疹，周围常有红晕。多由湿热或热毒炽盛所致，常见于化脓性皮肤病，如脓疱疮等。脓疱多属热毒。

(6)风团：为暂时性局限性水肿性扁平隆起。常骤起骤消，消后不留痕迹。由微血管扩张渗出所致。多见于荨麻疹。色白属风寒或血虚，色红多属风热；红色风团或条状隆起者，多为血热生风。

2. 继发性皮损

(1)鳞屑：为表皮角质层细胞将脱落，或已脱落的鳞片状或糠秕状碎屑，见于白屑风、银屑病等。在皮肤病早期出现多为风热，晚期出现多为血虚风燥。油腻性鳞屑多为湿盛,干燥性鳞屑多为血燥。

(2)糜烂：疱疹、脓疱破裂后所形成的湿烂面。湿烂面基底潮红，表面渗液，是表皮层以上的皮肤组织的缺损，因此愈后不留瘢痕，见于湿疹、脓疱疮等。糜烂渗液多属湿热,糜烂面有脓液多属热毒。

(3)溃疡:表皮层以下组织的缺损。皮肤或黏膜的化脓感染是常见的原因。修复时由结缔组织修补填充,所以愈后留有瘢痕。溃疡面有肉芽水肿及色淡者为脾虚湿盛,溃疡红肿疼痛为热毒,溃疡面灰暗无泽、平塌不起为血虚。

(4)痂：为渗液、脓液、血液、表皮细胞、细菌、灰尘等凝集干燥而形成的块状物。脓性者称脓痂，为热毒互结;血性者称血痂，为血热所致;由浆液渗出引起的称浆痂，为湿热未尽。

(5)抓痕：为搔抓引起的线状或点状损害，发生于皮损或正常皮肤上，表面常附有血痂，消失后一般不留痕迹，如抓痕深，愈后可留瘢痕。抓痕多由瘙痒引起，因此导致瘙痒的许多因素，如风盛、血热、湿热、虫毒、血虚风燥等均可引起抓痕。

(6)皲裂：为皮肤弹性减低或消失后，外力作用而产生的条形皮肤裂口。多见于手足部位，常伴有疼痛出血，如皲裂性湿疹、手足癣等。燥胜则干，寒胜则裂，因此皲裂多属血虚风燥和寒邪所致。

(7)苔藓样变：为皮肤增厚、粗糙、干燥，皮沟加深，皮嵴增高，局限性边界清楚的损害，外形像苔藓故名。患慢性瘙痒性皮肤病，如神经性皮炎、慢性湿疹等，由于长期搔抓或摩擦而引起，多属血虚风燥，也可因气血瘀滞、肌肤失养而成。边界规则多为风湿热邪，边界不规则多属虫淫；皮损隆起为正气充盛，皮损平塌为正气不足。

(8)瘢痕：为新生结缔组织及新生表皮修复皮肤溃疡或缺损以后所形成。表面光滑，缺少正常皮肤所具有的沟纹，所属汗腺、皮脂腺、毛发减少或消失。可分为两类：一类为肥厚性瘢痕，质硬隆起，多呈红色，日久红色消退；一类为萎缩性瘢痕，表面光薄质软，略低于皮面，多呈白色，此二类均为局部气血凝滞所致，部分也与禀性差异有关。

(六)脏腑辨证

脏腑是人体内在的器官，它与皮肤有着密切的联系，息息相关。因而脏腑辨证是皮肤病辨证中一个重要的方法。

1. 心病证候

凡是火毒为病，均为心经所主。常见心火炽盛、心阳不足、心阴不足。临床表现：心烦、心悸、口干，甚则谵妄、昏迷不醒、舌糜、苔薄黄、脉数。皮肤焮红、灼热、斑疹、糜烂、血痂。

2. 肝病证候

凡因情志不畅所致，病位在两胁、双耳、阴部，均为肝经所主。常见肝气郁滞、肝经湿热、肝血虚损证。临床表现：胸胁胀闷疼痛、口苦、咽干、目眩、舌质红或紫暗、苔白或黄、脉弦。皮肤有丘疹、水疱，或皮肤干燥、发痒脱屑。

3. 脾病证候

脾喜燥恶湿，故脾病多见湿。临床表现：胃纳欠佳、消化不良、便溏、腹泻、舌苔腻、脉缓。皮肤损害有水疱、渗液、瘙痒。

4. 肺病证候

肺主皮毛，其病多由风邪所致。临床表现：鼻燥咽干，或干咳无痰，苔薄而少津，脉浮细而数。皮肤损害常有红斑、丘疹风团，或肌肤甲错。

5. 肾病证候

肾藏精，宜闭藏。肾病常为阳不足或阴不足。临床表现：潮热盗汗、腹痛耳鸣，或面色㿠白、腹胀、水肿、便溏、肢冷、舌红、脉细数，皮肤损害表现为面色黧黑。

（七）六淫辨证

风、寒、暑、湿、燥、火六种自然界现象在正常情况下为四季气候变化的气象表现，称为“六气”。如果出现太过或不及，或非其时而出现其气，就可成为致病的因素或条件，称为“六淫”。人体外感“六淫”不正之气，加之机体正气不足，抵抗力下降，不能适应变异的自然条件即可发病。“六淫”辨证是中医皮肤病常用辨证方法之一。

1. 风证证候

特点：风为阳邪燥烈，善行数变，起病多突然，病位多偏上部。

临床表现：皮肤干燥，脱屑，瘙痒，或有风团。皮损常呈播散，游走不定，发病速，消退快。脉浮或弦。

常见疾病：荨麻疹、瘙痒症、风疹。

2. 寒证证候

特点：寒为阴邪，易伤阳气，寒凝血瘀。

临床表现：肢体青冷，水液清白，肿块坚实，脱屑，皲裂，舌质淡，脉沉细。

常见疾病：冻疮、寒性脓肿。

3. 暑证证候

特点：暑为阳邪，性主升散，易耗气伤津，常挟湿、挟热。

临床表现：汗出、口渴，身重胸闷，食欲不振或气短乏力，泄泻。皮肤红赤，丘疹或脓疮，痒痛相兼。舌苔腻或白腻，脉滑或濡。

常见疾病：痱子、疖、脓疱疮。

4. 湿证证候

特点：湿为阴邪，其性黏滞重浊，病程缠绵、病位多偏于下部。

临床表现：头身酸重、胸闷，口不渴，大便黏滞不爽，小便涩滞不畅，皮肤起水疱、丘疹、糜烂、渗液、瘙痒。舌苔白腻，脉濡或缓。

常见疾病：湿疹、足癣、疥疮。

5. 燥证证候

特点：燥为阳邪，燥性干涸，易伤阴化热。

临床表现：口鼻干燥，大便干结，小便短少，毛发焦枯，皮肤干燥、皲裂、瘙痒，舌干，脉细涩。

常见疾病：银屑病、神经性皮炎、脂溢性皮炎。

6. 火证证候

特点：火为阳邪，火性上炎、消灼津液，迫血妄行，风湿热易于化火。

临床表现：发热、面红目赤，心烦多汗。口渴引饮，小便短少，大便干燥，皮肤红赤，灼热疼痛。舌红，脉数。

常见疾病：丹毒、过敏性紫癜、痈、疖。

四、辨证与辨病结合

对于疾病的诊断，中西医有各自的特点，中医依靠望、闻、问、切四诊方法，将所收集的临床资料，按照中医的辨证纲领进行综合分析，得出中医的证型，它注重患病机体当时所处的反应状态，强调的是证型而不是病名。由于观察角度的不同，以及疾病阶段的差异，中医对皮肤病名的诊断偏于形象化和直观化，缺乏统一规范的标准，因而出现不少一病多名，或一名多病的现象，例如西医的

"银屑病"，中医根据皮损的不同表现形式，有"白疕""松皮癣""蛇虱"等多种名称；再如西医的"癣"，中医根据皮损特点、发病原因及发病部位，称之为"鹅掌风""脚湿气""汗斑""阴癣""金钱癣"等不同名称；还有西医的"脓疱疮"，中医有"黄水疮""滴脓疮""浸淫疮""天疱疮"等多种病名。而同一中医病名常又包含不同的西医病名，如前述"鹅掌风"不仅指"手癣"，而且还包括"手部神经性皮炎""手部慢性湿疹"等。西医对疾病的诊断比较规范，它从患者的临床表现入手，根据病史、体征及皮损特点，结合现代科学检测仪器进行各种定性、定量、定位检查，因而其诊断能较客观地反映疾病的病因、病性、病位。因此，临床上要辨证与辨病相结合，建立中西医结合的双重诊疗体系，就是要把两者的优势整合，既有西医病的诊断，又有中医证的分析，将西医规范的诊断标准融入中医皮肤病的诊断之中，使之成为比较规范统一的中西医结合诊断标准体系，尤其是一些不典型的皮肤病，更需要借助现代先进的检测技术来做出正确诊断。诊察疾病时既重视望闻问切，又重视做必要的实验室检查如组织病理切片、真菌检查、免疫学指标改变等，以便获取更全面的信息。既要判定患者现为何"证"，又要确定患者哪些部位、组织、细胞的改变，运用中医学的理论进行辨证分型，又要应用西医学知识进行病名诊断，将中西医治疗优势互补，从而提高临床用药的准确性。

1. 先辨病，后辨证

西医诊断非常重要，认为在临床工作中，应先进行西医病名诊断，然后再进行辨证论治，即“先辨病，后辨证”，这可使诊断清晰，不仅有利于扩大思路，选择最佳治疗方案，而且对疾病的转归及预后都能做出相应的判断，如玫瑰糠疹与花斑癣，皮损形态及发病部位都非常相似，若按中医辨证不易鉴别，但先辨病做真菌镜检，其诊断便一目了然；再如银屑病与二期梅毒疹，皮损有时也易混淆，若先辨病做梅毒抗体检查，可轻而易举地将两者区别开来，避免了治疗的盲目性。

2. 西医辨病诊断，中医辨证治疗

用西医来诊断皮肤病，用中医辨证的方法来治疗皮肤病，这是目前临床常见的现象，如带状疱疹，首先根据临床表现，做出“带状疱疹”的诊断，然后按中医辨证分型论治，肝经郁热型采用龙胆泻肝汤化裁，脾虚湿蕴型治以除湿胃苓汤加减，气滞血瘀型则用逍遥散合桃红四物汤治疗等。

3. 中医辨证为主，结合西医辨病加以论治

以中医证治为主，结合西医诊断，给予针对性强的药物。临床上，同为“湿热蕴结”证，带状疱疹宜选用板蓝根、大青叶、生薏米等具有抗病毒作用的清热利湿药，脓疱疮常选用蒲公英、金银花、蚤休等具有抗菌消炎作用的中草药，湿疹则选择具有抗过敏作用的黄芩、马齿苋、苦参等清热利湿药。

4. 重视微观辨证论治

系统性红斑狼疮患者，如果不做实验室检查，特别是抗核抗体、抗 dsDNA 抗体、抗 Sm 抗体等检查，单凭证候，恐怕仅能做出“红蝴蝶疮”“水肿”“痹证”的诊断，当皮疹消退或皮疹不明显时若不做免疫球蛋白、补体、抗体复查，难以确定疾病的转归。可见，中医“四诊”有一定的局限性，有不足之处。这就要求医生在临床上要重视微观辨证论治，适当参考相关指标，进一步确认临床效果。

第二章　临床诊病特点

第一节　辨证与辨病相结合

一、辨证论治

辨证论治是中医诊治疾病的基本原则，也是祖国医学的特点和优势。

辨证论治中的证，是机体在疾病发展过程中的某一阶段的病理概况。它包括了病变的部位、原因、性质及邪正关系，反映出疾病发展过程中某一阶段病理变化的本质，因而它比症状更全面、更深刻、更正确地反映了疾病的本质。

辨证就是将四诊（望、闻、问、切）所收集的资料、症状和体征，通过分析、综合，辨清疾病的原因、性质、部位以及邪正之间的关系，概括判断为某种性质的证。

论治就是根据辨证的结果，确定相应的治疗方法。

二、辨病

辨病既包括辨中医之“病”，又包括辨西医之“病”。如白疕、牛皮癣、蛇串疮等为古代病名，在历代医书中均有记载。西医的“病”，是利用西医的生化、免疫、病理等检测手段得出的明确诊断，所以我们现在辨病时不仅用望、闻、问、切分析认识疾病，同时也在吸收西医学先进的检测手段诊病。这样对疾病的诊断视野拓宽了，对疾病的病因病机和内在规律认识深刻了，如带状疱疹是由水痘－带状疱疹病毒引起的皮肤病，手足癣是由真菌引起等。

三、证、病（中医）、病（西医）之间的关系

中医的证，如证属湿热在西医的湿疹、痒疹、带状疱疹、荨麻疹等多种病中均可出现。

中医的病，如浸淫疮相当于西医的急性泛发性湿疹、自家过敏性皮炎、癣菌疹、传染性湿疹样皮炎等。

西医的病，如红斑狼疮，目前认为是一种多基因遗传的自身免疫性疾病，是一类病谱性疾病。一端为盘状红斑狼疮，另一端为系统性红斑狼疮，还包括播散性盘状红斑狼疮、亚急性皮肤性红斑狼疮等亚型。这些不同的亚型，临床表现、皮损形态、血清学改变及病理等方面均不同，病情复杂，相互转化。红斑狼疮在中医文献中并无记载，但对红斑狼疮所表现的症状、体征等描述是有的。东汉张

仲景《金匮要略》中有“阴阳毒”记载，用升麻鳖甲汤治疗。明代申斗垣《外科启玄》描述为“日晒疮”。近代名医赵炳南根据本病面部皮损描述为“鬼脸疮”“红蝴蝶疮”等。中医对狼疮性肾炎有“水肿”“鼓胀”等记载。由此可见，不同的疾病可以出现相同的证，同一种疾病可以出现不同的证，所以中医有“同病异治，异病同治”的治则。如湿疹和带状疱疹，如果都属湿热均可使用龙胆泻肝汤治疗。同样都是带状疱疹，一个属湿热证，另一个属脾虚湿蕴证，前者仍可使用龙胆泻肝汤治疗，后者就应选用除湿胃苓汤治疗。

中医的病有的相当于西医的好几个病，西医的病，中医有时分好几个病描述。如中医“天疱疮”，相当于西医的“大疱性类天疱疮”“天疱疮”“疱疹样皮炎”等免疫性大疱病。而西医的“湿疹”，中医根据其发病部位及临床表现，有“四弯风”“肾囊风”“浸淫疮”等不同描述。

辨病与辨证是分别从不同角度辨识疾病病因、病位、性质，可以更深刻地了解和认识疾病。辨证既包括四诊检查所得，又包括内外致病因素及病位，能够全面而又具体地判断疾病在一定阶段的特殊性质和主要矛盾。而辨病则是与多种相类似疾病进行鉴别比较，最后把那些类似的疾病一一排除，得出疾病的结论。

辨病有助于掌握疾病整个病理过程的基本矛盾，弥补辨证的不足，解决某些疾病潜伏期、初期或无症状期无证可辨的问题。如不采取辨病就无法对早期无症状的疾病做出早期诊断。辨病对疾病的治疗及预后很有好处。

例如：有一次，一个患者急匆匆地找到门诊，说她发烧，身上有许多瘀斑，急查血、尿常规。血常规报告：白细胞、血小板、红细胞均是危急值。她说既往有银屑病病史，近3年一直服用一种胶囊，银屑病控制很好。我考虑是不是急性粒细胞白血病？立刻把她送到了血液科进一步检查治疗。这时候必须辨病，否则会贻误病情。

总之，辨证与辨病相结合，可以更全面和深刻地认识疾病，更有利于疾病的治疗。

第二节 结合四季特点治疗皮肤病

人类生活在自然界中，自然界存在着人类赖以生存的必要条件。同时，自然界的变化又可以直接或间接地影响人体，而机体相应地产生反应，这种反应属于生理范围内的，即是生理的适应性，超越了这个范围即是病理性反应。故《灵枢·邪客》曰："人与天地相应也。"《灵枢·岁露》说："人与天地相参也，与日月相应也。"

季节气候对人体的影响：在四时气候变化中，春属木，其气温；夏属火，其气热；长夏属土，其气湿；秋属金，其气燥；冬属水，其气寒。因此，春温、夏热、长夏湿、秋燥、冬寒，就表示一年中气候变化的一般规律。生物在这种气候变化的影响下，就会有春生、夏长、长夏化、秋收、冬藏等相应的适应性变化。人体也毫不例外，必须与之相适应。如《灵枢·五癃津液别》曰："天暑衣厚则腠理开，故汗出……天寒则腠理闭，气湿不行，水下留于膀胱，则为溺与气。"这说明了春夏阳气发泄，气容易趋于体表，表现为皮肤松弛，疏泄多汗等；秋冬的阳气收藏，气血趋向于里，表现为皮肤致密，少汗多尿。同样情况，四季的脉象也有相应的变化。《素问·脉药精微论》记载："春日浮，如鱼之游在波；夏日在肤，泛泛乎万物有余；秋日下肤，蛰虫将去；冬日在骨，蛰虫周密。"春夏脉多浮大，秋冬脉多沉小。这种脉象的浮沉变化，也是机体受四时更替影响后，在气血方面所引起的适应性调节反应。

四时气候的变化，是生物生长化收藏的重要条件之一。但是，有时也会成为生物生存的不利因素。人类适应自然环境的能力是有限的，如气候剧变超过了人体调节功能的一定限度，或者机体的调节功能失常，不能对自然变化做出适应性调节时，就会发生疾病。

在四时的气候变化中，每一个季节都有不同的特点。因此，除了一般的疾病外，常常可以发生一些季节性的多发病，或时令性的流行病。下面按四季特点分别叙述。

一、春季养肝，祛风

《内经》说："春三月，此为发陈。天地俱生，万物以荣；夜卧早起，广步于庭，被发缓形，以使志生，生而勿杀，予而勿夺，赏而勿罚，此春气之应，养生之道也，逆之则伤肝，夏为寒变，奉长者少。"

以上是春季的特点及人应如何适应气候做到人与天相应，从而减少疾病的发生。

在四时气候的变化中，春属木，其气温。春季万物萌生，欣欣向荣，是阳气初生且逐渐转旺的时节。此时，人体阳气渐趋于表，皮肤舒展，人体循环系统功能加强，皮肤末梢血液供应增多，汗腺分泌增加，所以说春季是阳气生发的季节，"百草发芽，百病发作"，当人不能适应气候变化时，有些皮肤病如白癜风、银屑病、黄褐斑等疾病容易复发和加重。

《黄帝内经》说："东方生风，风生木，木生酸，酸生肝。"肝脏对应的是春天，春天应以养肝为主。肝主疏泄，是指肝气有舒展、升发的生理特性，关系着全身气机的调节，肝性喜条达而恶抑郁。

春季是肝阳亢盛之时，情绪易急躁，要做到心胸开阔，身心和谐，使自己的情志和身体与春季万物生发之气相和谐，这样人体的肝气才能调和畅达，使周身气血和畅、五脏和平。心情抑郁会导致肝气郁滞，肝失疏泄，易引起情志等方面的异常。属于肝气郁结、气机不畅的，可见情志不舒、心情抑郁、两胁胀痛等症；属于肝气偏亢、升泄太过的，称之为“肝阳”“肝火”，可见性情急躁易怒、面目发红、头晕耳鸣等症，容易引发精神病、肝病、心脑血管疾病等，《素问·阴阳应象大论》有“怒伤肝”的说法。皮肤病中如带状疱疹、白癜风、扁平疣也容易因肝气郁结或肝阳上亢而诱发。因此，春季要保持心情愉快、舒畅，要早睡早起，多到户外活动锻炼。药物方面可选用疏肝、柔肝、清肝、养肝的方法，如柴胡、香附、郁金、佛手、白芍、黄芩、枳壳、女贞子、墨旱莲、枸杞子、决明子等，根据患者情况选择用之。

在四时的气候变化中，春属“风”，春天多风，空气中浮尘很多，又飞扬着柳絮、花粉等容易引起过敏的因子，很容易使皮肤过敏，尤其是早春时节气候变化反复无常，花香四溢，柳絮飘扬，空气中散布着大量细菌、孢子和花粉等致过敏物质，一些有过敏性皮肤的人接触后，皮肤可出现荨麻疹、瘙痒等症状，严重者可出现胸闷、憋气、哮喘等；春天因多风，风邪具有升发，向上、向外的特点，容易侵犯人的上部（如头面）和肌表，容易诱发面部过敏性皮炎，“风盛则干、风盛则痒”，主要表现为干燥、脱屑、瘙痒等症状，有的表现为红斑、丘疹和鳞屑……均与感受风邪有关，建议过敏体质的人要减少外出，外出时最好戴上口罩，以防止花粉等过敏源。一旦发生疾病，可选用一些祛风解表止痒的药物，如防风、荆芥、白鲜皮、蒺藜、桑叶、浮萍、蝉蜕、苦参、牛蒡子等。

在饮食方面，春季肝木旺盛，处理不当易造成“肝木乘脾”，应“多辛甘少酸”以养脾气，用辛甘发散、清淡之品以助人体阳气，如黄绿蔬菜、水果等，不宜食酸涩收敛、寒凉、油腻之品，以防损伤脾阳。

在起居方面，春季适宜夜卧早起，具体睡眠时间一般保持在晚上10点半左右入睡即可；早晨要早起，6点左右为宜，这样有利于机体内阳气的生长。

二、夏季养心、健脾胃、祛暑湿

《内经》说：“夏三月，此谓蕃秀。天地气交，万物华实；夜卧早起，无厌于日，使志无怒，使华英成秀，使气得泄，若所爱在外，此夏气之应，养生之道也。”以上是夏季的特点及人应如何顺应气候做到人与天相应，从而减少疾病的发生。

在四时气候的变化中，夏属火，其气热；长夏属土，其气湿。生物在这种气候影响下，会有夏长、长夏化等相应的适应性变化。人体也不例外，必须与之相适应。如“天暑衣厚则腠理开，故汗出”。

夏季气候的特点是热和湿。当人不能适应气候变化时就会引起许多疾病，如中暑、心血管疾病加重、感冒、腹泻等，还容易引起日光性皮炎、湿疹、夏季皮炎、荨麻疹、虫咬皮炎等多种皮肤疾病。

炎热的夏季，是人体气阴消耗最大的季节，在高温环境中生活和工作，人的生理心理营养代谢均受到很大影响，为了减少疾病发生，我们不仅要适应自然，还要主动改造自然和与自然做斗争，从而提高健康水平，减少疾病，或即使患病也能使疾病尽快恢复！

夏季起居宜晚睡早起，坚持午休。立夏以后，自然界的变化是阳气渐长，阴气渐弱，人们顺应气候，每天晚上睡觉时间可以比春季稍晚些，以顺应阴气的不足，早上应早起床，以顺应阳气的充盈和盛实。因为立夏后白天气温高，人体出汗多，午饭后消化道的供血需求量增多，大脑供血相对减少，人在午后常感到精神不振，困意频频。因此立夏后应该养成午睡的习惯，但午睡时间不宜过长，一般以 0.5 ~1 小时为宜。

夏季要做好防暑。炎炎夏日要避免在烈日下长时间劳作或奔波，脾胃好的人可喝绿豆汤、荷叶粥、赤小豆汤等来解暑。注意打伞穿防晒衣进行防护，注意饮水适量增加，不要一次性饮水过多，加重心脏负担；放慢生活节奏，高温下不要过劳；饮食宜清淡，以清暑益气生津为原则。亦不可过度贪凉，使寒邪侵袭机体导致疾病。

夏季要养心。夏至后天气炎热出汗多，且天长夜短，人们容易疲劳、乏力，睡眠不足，有时心慌，严重影响工作和生活。《素问》曰：“心者，生之本，为阳中之太阳，通于夏气。”说明心对应的是夏季。中医认为“汗为心之液”，夏天汗液大量排泄，不仅会损伤心气，还会导致心阴不足，这样更容易引起暑热邪气的侵犯，所以夏季宜注重养心。

夏季健脾胃，祛暑湿，可多吃一些清热解暑的食品，既能清解夏季高温天气带来的暑热，又能清泻身体产生的内热。也可服用辛凉散发或甘寒清暑的中药，如菊花、薄荷、荷叶、金银花、连翘、竹叶以去心火，散暑热。

夏季最后一个月是长夏，与脾相应。这个时候天气闷热，阴雨连绵，空气中湿度较大，人比较容易感受湿邪，而脾性喜燥而恶湿，一旦脾阳为湿邪所遏，超出了脾胃的适应能力，就会产生食欲不振，大便稀溏，腹胀满，四肢不温等湿困脾胃之病。所以长夏饮食宜清淡，少油腻，少生冷，脾虚的人可以少食多餐，也可服用健脾化湿的中药，如白术、莲子、茯苓、藿香、白豆蔻之类，既健脾胃又祛暑湿。

夏季饮食宜吃苦，少吃甜，特别是老人和小孩夏季消化能力差，除了合理安排一日三餐外，还要注意不要吃得太饱。《黄帝内经》明确指出：“是故谨和五味，骨正筋柔，气血以流，腠理以密，如是则骨气以精，谨道如法，长有天命。”即五味搭配适度，才能气血充盈，身体各个系统的功能才能调和，这是延年益寿的正确方法。

夏季饮食宜清淡，勿食冷。炎热的夏天少量吃点冷饮，消暑解渴，帮助消化，促进食欲，有益于健康，但如果不加以节制就容易损伤脾胃阳气，不仅违背了“春夏养阳”的原则，还可能引起胃痛、腹痛、腹泻等消化系统疾病，尤其是老年人脾胃阳气已逐渐衰退，过食生冷会进一步伤及肾阳，造成洞泻不止。儿童消化功能尚未充盈，在夏季又易感暑热湿邪，如常吃生冷食物尤其冰激凌、冷饮料等，糖分又高，极易损伤脾胃的消化功能，出现长期食欲不振、腹痛、大便异常等症状，如果不从饮食上进行调整，会影响孩子的健康。

女性有经、带、胎、产的特殊生理过程，容易气虚血亏。血的特征是喜温恶寒，所以女性更不能贪食生冷，尤其是经期、产后更要注意，过食生冷不仅伤害脾胃，更可以造成子宫寒证，引起白带过多、痛经，甚至不孕。

夏季是皮肤病的高发季节，强烈的紫外线会引起晒伤，注意涂防晒用品，或打伞等采取必要的防晒措施。夏季季节性皮炎、湿疹、荨麻疹、丘疹性荨麻疹、虫咬皮炎等过敏性疾病非常多，发病快，病情变化大;痤疮、毛囊炎、足癣感染等疾病，这时期也很多，均与气候湿热相关，根据患者体质，区分湿热轻重可选用清热药及祛湿药。清热药：黄芩、黄连、茵陈、栀子、金银花、蒲公英、菊花、龙胆草等;祛湿药：苍术、白术、茯苓、薏苡仁、车前子、泽泻、竹叶、滑石等,选什么药视病情，看体质而定。

夏季斑秃、白癜风、黄褐斑也很多，根据夏季特点注意生活起居，合理饮食，尤其应该注意减轻压力，舒缓情绪，不熬夜，保持情志舒畅，合理用药，方可达到满意治疗效果。

三、秋季养肺，滋阴润燥

秋季是由夏季到冬季的过度季节，从立秋开始到立冬结束，3 个月。包括立秋、处暑、白露、秋分、寒露、霜降六节气。立秋节气气温仍高，夏日的余威仍然存在，暑热气候仅次于夏季，湿热仍重，所以治疗上还需以清热化湿为主。处暑节气雨量减少，空气中的湿度相对减少，早晚偏于凉爽，闷热感觉减轻，部分患者仍有舌苔厚腻，用药时仍以清热为主，需佐化湿之品。

自白露以后至秋分节气，天气转凉，气温逐渐降低，早晚温差变化较大，逐渐有燥气产生，此时往往出现温燥，即燥而偏热，表现为皮肤、口鼻干燥，治疗应以甘润、清凉为主。

随着寒露、霜降时节的到来，气温的降低，气候偏于寒冷干燥，常有冷空气侵袭，凉燥症状表现明显，治疗用药需用甘润之品，避免过于苦寒。

《内经》说："秋三月，此谓容平，天气以急，地气以明；早卧早起，与鸡俱兴，使志安宁，以缓秋刑，收敛神气，使秋气平，无外其志，使肺气清，此秋气之应，养收之道也；逆之则伤肺，冬为飧泄，奉藏者少。"指出秋季谓之容平，自然万物成熟而平定收敛，人应早睡早起，以保持神志的安宁，减缓秋季肃杀之气的影响，使肺气清肃，这是适应秋季节气变化，养气调神的原则和方法。否则，就会出现“逆之则伤肺”。

秋季五行属金，与肺脏相应，肺主气，司呼吸，主宣发与肃降，喜润不喜燥，燥易伤肺，宣发肃降失职而成咳、痰、喘之病症。所以秋季主要保养肺气，可利用深呼吸的方式，对肺部之内的浊气清除出去，利用呼吸过程中的吐出与纳入两种形式，使得肺气更加清净。

秋季燥气当令。“燥胜则干”，燥邪为病，易于损伤人体津液，表现为干燥、涩滞不爽，会出现皮肤干燥，毛发不荣，口、鼻、咽、唇等官窍干燥的症状。皮肤方面多表现为干燥、脱屑、肥厚、角化、裂口、毛发枯槁脱落等，如银屑病、慢性荨麻疹、慢性湿疹、皮肤瘙痒症等容易在秋季发病或加重。对于老年人，秋季天气转凉后，人体皮脂腺分泌减少，皮肤更容易干燥，引起皮肤瘙痒症。用药方面，可根据辨证，选择滋阴润燥的药物，如北沙参、女贞子、黄精、当归、熟地、枸杞子、桑葚、百合、玉竹、麦冬、石斛、天花粉、何首乌等及“仁”类的药物，如芝麻、杏仁、火麻仁等进行调理。

《内经》说：“肺之合皮也，其荣在毛也”“肾之合骨也，其华发也”。中医认为：“发为血之余”，毛发的润养依靠血液的供应。可见，头发的乌黑、润泽、柔韧、生长与肺、肾等脏腑的功能状态有密切的关系。秋季万物肃杀，秋风扫落叶，人的头发也和外周的自然界一样，容易枯槁、干燥、脱落。由于头发血枯津亏。所以秋季头发的养护，首先要注意强壮肺肾两脏，可选用何首乌、侧柏叶、桑葚、黑芝麻等。

秋季宜清燥益气生津。秋季阳气渐衰，阴气渐盛，气候干燥，多风多尘，天气变化较剧烈，而秋燥易伤津耗气，人体的卫气易感不足而受病邪的侵袭，导致疾病的发生。因此，秋季的药物调养应重在清燥益气生津。如选用桑叶、桑白皮、苏叶、太子参、西洋参等药物进行配方调治。

秋季宜滋阴润肺濡肠。肺为娇脏，与秋令燥气相通，容易感受秋燥之邪。初秋多温燥，深秋多凉燥。许多慢性呼吸系统疾病往往从秋季开始，或复发或逐渐加重，常常是因为感受风燥、燥热或凉燥之邪，触发内伏之痰饮而诱发的。或见燥邪伤津，出现肌肤干裂、粗糙，肠燥便秘难通，甚至痔疮出血。因此，秋令宜选用具有滋阴润肺、濡肠的药物进行配方调治，如百合、枇杷、蜂蜜、沙参、麦冬、胡麻仁、阿胶、玉竹、生地、玄参、白芍、瓜蒌仁、天花粉、甘草等。肺燥肠秘，肺气不降则咳嗽、气喘，应配合润燥化痰止咳的中药，如杏仁、枇杷叶、紫菀、款冬花、半夏、瓜蒌皮、陈皮、浙贝母、川贝母、莱菔子、苏子等。

秋季在志为悲，一些中老年人目睹秋风冷雨、花木凋零、万物萧条的深秋景况，常在心中引起悲秋、凄凉、垂暮之感，易产生抑郁情绪。因此，在情志方面要注意保持心情舒畅，培养乐观的情绪，使神志安宁，预防受到季节环境与气候因素的影响出现悲观的情感，以免出现“脏躁”的现象。《伤寒论》曰：“妇人脏躁，喜悲伤欲哭，像如神灵所作。”此证为“脏躁”，用甘麦大枣汤调治。

秋季，是全民开展各种健身运动的好时期，可以选择散步、长跑、太极拳、练气功等，进行户外运动。户外锻炼可增强体质，耐寒抗病，补养肺气，消除秋愁。

秋季饮食方面宜收不宜散，尽可能少食葱、姜等辛味之品，宜吃清热生津、养阴润肺的食物，来防止干燥的气候对人体的影响，如百合、蜂蜜、牛奶、梨、莲子、银耳等清补柔润之品，也可食用沙参、麦冬、百合、川贝等益气滋阴、宣肺化痰的保健中药制作的药膳。

四、冬季敛阴护阳，养肾安志

冬季草木凋零，冰冻虫伏，是自然界万物潜伏闭藏的季节，人的阳气潜藏于内，寒冷气温会影响到内脏功能引发疾病，冬季疾病的特点是病程较长，很难治愈。

冬季由于自然界阴盛阳衰，寒气袭人，极易损伤人体阳气，所以冬季治病及养生应从敛阴护阳出发，尽量早睡晚起，要有充足的睡眠。以宁静为本，保养精神。始终保持精神愉快，情绪稳定。同时冬季是养生进补的大好季节，有些慢性肾虚者可服用膏方进补。正如内经说：“冬三月，此谓闭藏。水冰地坼，无扰乎阳；早卧晚起，必待日光；使志若伏若匿，若有私意，若已有得；去寒就温，无泄皮肤，使气亟夺，此冬季之应，养藏之道也。逆之则伤胃。”

肝肾不足引起的皮肤病冬季易复发和加重：这类皮肤病病程缓慢。多与患者生长、发育、妊娠、月经有关，表现为皮肤干燥、肥厚、脱屑、脱发、色素沉着、指甲变化或生疣目等。如兼头目眩晕，耳鸣，记忆力减退，腰膝酸软，不寐梦多，遗精，舌红少津，苔少或光剥，脉细数等为肝肾阴虚；如面色淡白，怕冷，头晕，耳鸣，阳痿，舌质淡白而胖，边有齿印，脉沉细等为肾阳不足。

治疗肝肾不足引起的皮肤病常见于以下几种情况：第一种是素体阴虚，或者是严重全身性或高热性皮肤病后期，伤及阴分而致阴虚，常见于如系统性红斑狼疮、天疱疮、白塞氏综合征、剥脱性皮炎及药疹后期皮肤病等。常用药有沙参、麦冬、生地、元参、石斛、女贞子、枸杞子、龟板、鳖甲、玉竹、知母、黄檗等；第二种是阴阳两虚，特别是一些色素性皮肤病如黄褐斑、黑变病或严重的皮肤病引起的肾脏病变等。见到此种情况则应阴阳双补，常用仙茅、仙灵脾、补骨脂、山萸肉、知母等；第三种是因素体血虚，阳气不足，阴寒之邪侵入经脉所致的皮肤病，如雷诺病、硬皮病、冻疮等，常选用当归、桂枝、附子、芍药、细辛、麻黄、炮姜、肉桂、黄芪、补骨脂。

血虚风燥是导致许多慢性皮肤病的病理机制，冬季常见。主要是由于脾虚血少，不能营养肌肤，肌肤失去濡养则生风化燥，可致皮肤干燥、脱屑、粗糙、肥厚、瘙痒等，其全身症状可伴有头晕目眩，面色苍白，舌苔薄白，脉濡；若在情绪波动时，皮损作痒加剧，化热时常伴面红易怒，口苦咽干，舌质红苔黄，脉弦数。

血虚风燥引起的皮肤病，如慢性湿疹、神经性皮炎、老年皮肤瘙痒症；角化性疾病如鱼鳞病、毛周角化病、血虚风燥型银屑病等，冬季均会加重。常选用药物：当归、熟地、川芎、白芍、何首乌、天冬、麦冬、阿胶、首乌藤、丹参、益母草、白蒺藜等。

有些慢性皮肤病如神经性皮炎、老年性皮肤瘙痒症往往受情绪影响而使病情加重，所以要宁心、静心，有好的心态才能达到减轻症状及治愈疾病的目的。

冬季气候寒冷人们容易受寒邪侵袭而引起感冒、咽痛，由此而诱发的银屑病及一些慢性皮肤病容易加重。所以，冬季要做好防护，避寒凉就温热。

第三节　因人施治

因人施治也就是治疗皮肤病时根据病人的年龄、性别、体质、生活习惯等不同特点来决定治疗原则。

一、年龄

不同年龄生理特点和气血盈亏不同，治疗用药有很大区别。小儿生机旺盛，但气血未充，脏腑娇嫩，易寒易热，易虚易实，病情变化较快，故治小儿病，忌投峻攻，少用补益，用药量宜轻。老年人生机减退，气血不足，患者多虚证，或虚实夹杂，治疗虚证宜补，有实邪的攻邪要慎重，用药量应比青壮年量少。

二、性别

男女性别不同，各有其生理特点，妇女有经、带、胎、产等情况，治疗用药必须注意。在妊娠期，对峻下、破血、滑利、走窜伤胎或有毒药物，当禁用或慎用。产后气血亏损及恶露等都必须特别注意。

三、体质

体质有寒热不同，强弱之分。阳盛或阴虚的人慎用温热剂，阳虚或阴盛的人慎用寒凉伤阳之药。《素问·五常政大论》说："能毒者以厚药，不胜毒者以薄药。"说明体质不同，治疗用药常不同。有的人患有慢性疾病，情志因素及生活习惯在诊治时均应加以注意。

下面介绍两个案例：

例1：患者女，中学生，于2017年8月17日来诊。

患者面部大片红斑伴瘙痒，每遇考试即腹痛、腹泻

（西医诊为肠易激综合征），在治疗过敏性皮炎的同时考虑患者肝郁犯脾，方中加入痛泻药方，扶脾疏肝、缓痛止泻。服药 1 周后复诊，红斑瘙痒减轻，腹痛腹泻症状大有好转。

例 2：患者男，40 岁，于 2016 年间断就诊。

患者双下肢白癜风伴腰膝酸软，性冷淡，周身乏力，舌淡红苔白，脉弱无力。用八珍汤加川断、女贞子、菟丝子。服药后白斑渐消失，诸症减轻。

由于患者情况不同，个体差异很大，因人施治才能达到理想效果。

第四节　健脾益肾，重视后天调养

脾与胃共同完成食物的消化吸收及其精微的输布，从而滋养全身，故称为“后天之本”。脾主升，胃主降，相反相成。脾喜燥恶湿，胃喜润恶燥，两脏燥湿相济，阴阳结合，方能完成饮食的转化过程。由于脾胃在生理上的相互联系，因而在病理上会相互影响。如脾为湿困，运化失职，清气不升即可影响胃的受纳与和降，可出现食少呕吐、恶心、脘腹胀满等症；反之，若饮食不节，食滞胃脘，胃失和降亦可影响脾的升清与运化，可出现腹胀、泄泻等症。《素问 · 阴阳应象大论》说：“清气在下，则生飧泄；浊气在上,则生䐜胀”。这是对脾胃升降所致临床表现的描述。《素问·至真要大论》曰:“诸湿肿满,皆属于脾”。脾失健运时会引起水肿、水疱、渗出等皮肤症状,如狼疮性肾炎水肿、湿疹、皮炎、带状疱疹、天疱疮、丘疹性荨麻疹等许多皮肤病与脾的运化功能有关。酒渣鼻、痤疮、口腔溃疡多与消化不良和胃火上炎有关。“脾主肌肉”,四肢无力、皮肌炎与脾有关。“脾统血”,脾虚不能统血会出现紫癜类皮肤病。《内经》曰:“脾者土也,治中央,常以四时长四藏……土者,生万物而法天地,故上下至头足,不得主时也。”就是脾胃滋养着心、肝、肺、肾其他四脏,它像大地一样,供养着自然界的生物。从头发至足趾,无一部位不受脾胃之气的润养,因此治疗皮肤病时调养脾胃十分重要。

许多皮肤病的产生与生活习惯密切相关。久坐、平时少锻炼的人,体质往往较弱,容易患病。由于现代人的生活节奏快,有的人饮食作息不规律,对脾胃影响较大,为疾病产生的重要内在因素。比如:经常吃快餐类食物、油炸、烧烤等肥甘厚味食物,以及雪糕、冷饮寒凉之品,熬夜、思虑过度等都会加重脾胃负担,损伤脾胃功能。

鉴于以上情况,对于缠绵难愈的湿疹、皮炎、痤疮、脂溢性皮炎、荨麻疹、带状疱疹等常见皮肤病,治疗上要重视调理脾胃。

人体气机的升降,脾胃也起到重要调控作用,当脾胃升降功能失调时,必须调理脾胃气机。针对不同的皮肤病采用不同的调理脾胃的方法，贯穿治疗的始终。调理脾胃的方法很多，如益气健脾、健脾和胃、理气和胃、升清降浊、舒肝健胃、升阳益胃等。

除了用药外，同时提醒患者注意饮食、作息以顾护脾胃。

脾为后天之本，肾为先天之本。脾之健运，化生精微，须借助于肾阳的温煦，故有“脾阳根于肾阳”之说。肾中精气亦有赖于水谷精微的培育和充养，才能不断充盈和成熟。因此，脾与肾在生理上是后天与先天的关系。他们是相互资助，相互促进。在病理上亦常相互影响，互为因果。如肾阳不足，不能温煦脾阳，则可见腹部冷痛，下利清谷或五更泄泻、水肿等症。若脾阳久虚，进而可损及肾阳，而成脾肾阳虚之病症。

肾藏精，为先天之本，为生殖发育之源。肾开窍于耳，其荣在发，其色黑。肾精不充，发失其养，毛发干枯易脱；肾虚本色上泛，则面生黧黑斑。其特点是：大多呈慢性过程，皮损干燥，肥厚粗糙，脱屑或伴毛发枯槁，脱发，色素沉着，指甲受损。由肾虚导致的皮肤病，其发生、发展常同患者的生长、发育、妊娠、月经等有关，并伴有全身症状，如兼见头晕目眩、耳鸣、腰膝酸软、失眠多梦、遗精、舌红少津，苔少或光剥，脉细数等为肾阴虚；如兼见面色淡白，畏寒怕冷，四肢不温，腰膝酸软，头晕，耳鸣，阳痿，舌红、苔白，舌体胖，边有齿痕，脉沉细等为肾阳虚。

五脏中肾脏与皮肤的关系至关重要，尤其是皮肤和毛发与肾脏关系更加密切。所以《素问·阴阳应象大论》有“皮毛生肾”之说(即皮毛生于肾之意)。

卫气和津液是气血的组成部分，在维持皮肤正常生理活动中起着重要作用。在气血荣养下，皮肤调和柔韧，润泽光滑，腠理致密，玄府宣通，而气血的化生输布，与肾息息相关。皮肤润泽光滑，腠理致密，玄府宣通，必须气血充盈，卫气和津液才能发挥正常的滋养皮肤的生理功能，此功能的发挥有赖于肾的气化作用。津液的化生输布是一个多脏腑参与相互配合协调的复杂过程。《素问·逆调论》：“肾者水脏，主津液。”《素问·经脉别论篇》曰：“饮入于胃，游溢精气，上输于脾，脾气散精，上归于肺，通调水道，下输膀胱。水精四布，五经并行。”概括了水谷、饮入于胃后化生精微及其输布的过程。在正常情况下，水饮入胃，由脾上输于肺，肺气肃降，则下归于肾，在肾阳的温蒸之下，分别清浊，清者为津液，浊者为代谢废物。

《灵枢·本脏篇》说：“肾合三焦膀胱，三焦膀胱者，腠理毫毛其应也。”在三焦膀胱的配合下，清者敷布润养皮肤黏膜及脏腑组织，浊者通过皮肤和膀胱以汗和尿的形式排出体外。肾之气化在保持体内水液代谢的动态平衡中起着主导作用。如果肾的气化功能失常，则会引起水液代谢紊乱。肾气虚，津液化源不足，则皮肤黏膜失润而萎缩，如干燥综合征应以肾论治，如系统性红斑狼疮肾损害时常有水肿，因肾气虚，水湿运行不利，水液停留，溢于肌肤，发生水肿，所以更应从肾论治。经常熬夜的人往往面色暗，黑眼圈。黑变病病人均应从肾论治。

肾与毛发关系非常密切。肾者，其华在发。发为血之余，也就是说毛发靠血来滋养。血与精是互为资生的，精足则血旺。肾主藏精，所以发的生机根于肾。《素问·上古天真论》说："女子七岁，肾气盛，齿更发长……丈夫八岁肾气实，发长齿更。"因此发为肾之外候，发的生长与脱落、润泽与枯槁均与肾的精气盛衰有关。青壮年肾精充沛，毛发光泽；老年人肾气虚衰，毛发变白而脱落，这是正常的生理现象。若肾气虚衰过早，或因病导致肾气虚衰，则毛发会随之脱落，变细或枯槁。临床上斑秃、普秃，还有儿童脱发、癌症病人化疗后脱发无一不与肾有关。

皮肤病种类繁多，多种皮肤病的发病与脾、肾有关，治疗需要调养先后天，所以健脾益肾是重要治则之一。

第五节　重视气血调养

一、气、血、津液及其相互关系

气属于阳，血属于阴。《难经·二十二难》说："气主煦之，血主濡之。"简要地概括了气和血在功能上的差别。

气和血之间又存在着“气为血之帅，血为气之母”的密切关系。具体地说，就是存在着气能生血、行血、摄血和血为气之母四个方面的关系，血是气的载体，并给气充分的营养。

津液，是机体一切正常水液的总称，包括各脏腑组织器官的内在体液及正常的分泌物，如胃液、肠液和涕泪等。津液同气血一样，是构成人体和维持人体生命活动的基本物质。

津液有滋润和濡养的生理功能。如分布于肌表的津液，具有滋润皮毛肌肤的作用；流注于孔窍的津液，具有滋润和保护眼、鼻、口等孔窍作用；渗入于血脉的津液，具有充养和滑利血脉的作用，而且也是组成血液的基本物质；注于内脏组织器官的津液，具有濡养和滋润各自脏腑组织器官的作用；渗于骨的津液，具有充养和濡润骨髓、精髓和脑髓等作用。故《灵枢·决气》说：“腠理发泄，汗出溱溱，是谓津……谷入气满，淖泽注于骨，骨属屈伸，泄泽，补益脑髓，皮肤润泽，是谓液。”

气属阳，津液属阴，气和津液的关系，与气和血的关系相同。津液的生成输布和排泄，全赖于气的升降出入运动和气的气化、温煦、推动和固摄作用；而气在体内的存在，不仅依赖于血，且也依赖于津液，故津液也是气的载体，气能生津、行津、摄津。

血和津液都是液态样物质，也都有滋润和濡养作用，与气相对而言，两者都属阴，因此血和津液之间存在着极其密切的关系。血和津液的生成都来源于水谷精气，由水谷精气所化生，故有“津血同源”之说。津液渗注于脉中，即成为血液的组成部分。《灵枢·痈疽》说：“中焦出气如雾，上注溪谷，而渗孙脉，津液和调，变化而赤为血。”这说明了津液是血液的重要组成部分，津液随气血敷布周身，皮肤的正常生理活动也离不开津液，尤其是黏膜更是如此。

气血是人体生命活动的物质基础，也是皮肤生理活动的物质基础。人体各脏腑组织器官及皮肤赖气血之温煦、濡润、滋养，以维持生机。既病之后，必然会发生气血偏盛偏衰的病理变化。寇宗爽说：“夫人之生，以气血为本，人之病未有不先伤其气血者。”王清任说：“致病之要诀，在明白气血。无论外感内伤，所伤者无非气血。”

脾胃是气血生化之源。但是，气血自脾胃化生之后，还需其他脏腑综合作用才能有益于人体各个部位。如血自“中焦受气取汁，变化而赤”之后，藏于肝并由肝调节血量；在脾的统摄下，行于脉中；在心的推动下由脉络输送到全身各处，也包括全身的皮肤。又如气，尤其是卫气，起于下焦肾，化生于中焦脾，宣散于上焦肺，内而胸腹脏腑，外而皮毛肌肉，遍及全身。血对全身脏腑组织器官起着营养和滋润作用。皮肤得到血的营养和滋润从而保持着润泽、柔韧的特性。气对全身脏腑组织器官起着营养和温煦从而保持温和、丰满、富有弹性的特征。

二、病理状态下，气、血、津液相互影响

卫气护卫肌腠，抗御外邪入侵，控制汗孔开合，调节体温，温煦润泽皮毛，所以《灵枢·本脏篇》说："卫气者，所以温分肉，充皮肤肥腠理，司开合者也。"气和血相互依存，相辅相成，流注腠理，充养肌肤，从而使皮肤柔润，肌肉坚满，玄府宣通，腠理致密，保持正常的生理活动。人体的毛发润泽柔软和爪甲光滑坚硬，也是靠气血的营养来维持的。

在病理情况下，血和津液之间也多相互影响。如：在失血过多时，脉外之津液可渗于脉中以补偿脉内血容量的不足。与此同时，由于脉外之津液大量渗注于脉中，则可形成津液不足，出现口渴尿少，皮肤干燥等病理现象。反之，在津液大量耗损时，不仅渗于脉内的津液不足，甚至脉内的津液也可以渗出脉外，形成血脉空虚、津枯血燥等病变。因此，对于失血患者，不宜采用汗法，《伤寒论》有"衄家不可发汗"和"亡血家不可发汗"之诫；对于多汗夺津或津液大亏的患者，亦不可轻用破血逐血之峻剂，故《灵枢·营卫生会》又有"夺血者无汗，夺汗者无血"之说。这就是"津血同源"理论在临床上的实际应用。临床上有时遇到大汗、心慌的患者，益气养阴血很重要。

气虚时，气的固摄作用减弱，体内的津液就会无故流

失，就会发生多汗、漏汗、多尿、遗尿等病理现象。反之，由于津液能载气，故在多汗、多尿和吐泻等大量津液流失的情况下，亦可出现“气随津脱”的病症，所以临床经常用养阴益气生津治疗此类疾病。

气能生血，气旺则生血功能亦强；气虚时则化生血液的功能亦弱，严重时可导致血虚。因此临床治疗血虚病症时，常常配合应用补气的药物，以提高疗效，这是气能生血理论指导临床的实际应用。

归脾汤是益气补血，健脾养心的方剂，一是主治心脾气血两虚证，心悸怔忡，健忘失眠，体倦食少，面色萎黄，舌淡，苔薄白，脉细弱。二是主治脾不统血证。妇女崩漏，月经提前，量多色淡，或淋漓不止，便血，紫癜，舌淡脉细者。这是气能生血，气能摄血，在临床应用的典型体现，不仅内科常用，皮肤科也常用，可用于过敏性紫癜属心脾气血不足，脾不统血者。

气能行血，血属阴而主静。血不能自行，有赖于气的推动；气行则血行，气滞则血瘀。血液的循行，有赖于心气的推动，肺气的宣发布散，肝气的疏泄条达。因此，气虚则推动无力；气滞则血行不利，血行迟缓而形成血瘀，甚则阻滞于脉络，形成瘀血。气机逆乱，血行亦随气的升降出入异常而逆乱。如血随气升，可见面红，目赤，头痛，甚则吐血；血随气陷，可见脘腹坠胀，甚则下血、崩漏等。临床治疗血行失常的病症时常分别应用补气、行气、降气等药物才能获得较好效果。

三、气、血、津液辨证临床应用

1. 气血辨证须辨寒热虚实

人身气血贵在充盈和流畅，一旦偏盛偏衰或涩滞不畅则能生百病。朱丹溪说："气血冲和，百病不生，一有怫郁，诸病生焉。"可知气血失调的致病范围极为广泛，多种疾病在其发生和发展过程中均贯穿着气血失调的病理变化。气和血两者一阴一阳，既有区别又有联系，气血为病调气血即可，但要区别虚实寒热。

气病治其气，有虚有实。气虚者温之补之，常用四君子汤、异功散、香砂六君子汤、补中益气汤、升陷汤等补益脾肺，滋其化源。内科及皮肤科经常用到以上方剂，如脾气虚纳差便溏，少气懒言，面色萎黄，下肢出现瘀斑瘀点，压之不褪色，属脾不统血引起的过敏性紫癜用补中益气汤加仙鹤草、山药等能取得较好效果。气实宜调之散之,气逆可用苏子降气汤、旋覆代赭汤、丁香柿蒂汤等降肺胃之气的方剂,气郁证可用逍遥散及柴胡疏肝散等疏肝解郁，行气养血。以上方剂临床各科都用，皮肤科如色素性疾病、白癜风、黄褐斑、黑变病肝郁者也可使用。

血病有寒热，血液受寒，则经脉挛缩，凝滞不畅，肢冷脉涩。治则温经散寒，养血通脉。用当归四逆汤治手足逆冷，或腰、腿、足、肩臂疼痛，舌淡苔白，脉细欲绝或沉细。本方加减可用于雷诺病、雷诺症、硬皮病、寒冷性多形性红斑、血栓闭塞性脉管炎、结节性红斑、硬红斑、冻疮、结节性多动脉炎、网状青斑等皮肤病及外科疾病。

血分有热，血易妄行，出现斑疹出血，疮疡痈肿，烦躁，口渴发热，舌红苔黄脉数等。银屑病、玫瑰糠疹、面部痤疮、过敏性皮炎等病很多与血热有关。治则凉血止血，清热解毒。常用方犀角地黄汤、皮炎汤等。常用药：生地黄、牡丹皮、赤芍、槐花、紫草、白茅根、茜草等凉血药有金银花、连翘、蒲公英、紫花地丁、野菊花等清热解毒药，黄芩、黄连、苦参、白鲜皮等清热燥湿药。

2. 结合脏腑功能，调气机升降

《素问·六微旨大论》说："非出入，则无以生长壮老已；非升降，则无以生长化收藏。"反之，人身之气当升不升，当降不降，或应升反降，应降反升，或升发太过，或下降太甚均属气机逆乱之证。所以，掌握气机升降之理尤为重要。

升降出入是人体气机最基本的运动形式，它不仅体现出脏腑正常的生理活动，而且维持着各脏腑之间的协调关系。如肝主疏泄，肺主肃降；脾主升清，胃主降浊；肺主呼气，肾主纳气；心火潜降，肾水上济等。气在人体升降有序，出入有恒，使脏腑安和，体健身强。

气机的升降与脏腑功能活动有关，尤以肝、肺、脾、胃四者为重，故气机逆乱证的调理必须结合脏腑的升降特点。

补中益气汤能补中益气，升阳举陷。治疗脾虚不健，清阳不升，头晕目眩，少气懒言，纳差便溏，脱肛，子宫脱垂，久泻久痢，崩漏等。皮肤病如皮肌炎、硬皮病、硬化萎缩性苔藓、寒冷性荨麻疹、斑秃、甲营养不良、甲剥离症，有脾虚不运，清阳不升证者常用本方治疗。如气机不畅引起的胸膈满闷，脘腹胀痛，大便不畅，常选用桔梗宣发肺气、枳壳疏通脾胃之气。

半夏泻心汤调和寒热，辛开苦降。治疗寒热互结，气机不畅，升降失常，心下痞满，呕吐泻痢。本方加重甘草用量，即为甘草泻心汤，主治与半夏泻心汤基本相同。加重甘草的目的在于补益中气作用，治疗胃气虚弱，气结成痞，其人下痢谷不化，腹中雷鸣，心下痞硬而满，干呕，心烦不得安。狐惑病，蚀于上部者，甘草泻心汤主之。甘草泻心汤证化裁还可用于治疗口腔溃疡及外阴溃疡，白塞病、黏膜扁平苔藓、复发性口腔炎等病属于肾气虚弱、寒热错杂、升降失司证的皮肤疾病。

肝主疏泄，气机不调的病证大多与肝气郁结有关，用逍遥散加减治疗。傅青主说："逍遥散最能解肝之郁与逆。"方中以当归、白芍养血柔肝，白术、茯苓和中健脾，柴胡、薄荷疏肝解郁，甘草调和诸药。方虽平淡无奇，用之得当，治疗范围非常广。黄褐斑等色素性皮肤病、结节性红斑、皮肤瘙痒症、神经性皮炎、红斑狼疮、慢性荨麻疹、痤疮、酒渣鼻、汗疱疹等证属肝郁脾虚者均可使用。

3. 补气和血、活血化瘀同等重要

四物汤(熟地黄、当归、白芍、川芎)是个补血和血的代表方剂，主治营血不足引起的头晕目眩、心悸失眠、面色无华、唇爪色淡、月经不调或经闭不行、痛经等，舌淡，脉细弦或细涩。皮肤科有营血不足证者，如斑秃、白癜风、萎缩硬化性苔藓、神经性皮炎、老年皮肤瘙痒症等经常用到四物汤。有瘀血证者用四物汤加桃仁、红花名桃红四物汤。四物汤中熟地黄改为生地黄，加黄芪、何首乌、白蒺藜、荆芥、防风、甘草即是当归饮子，本方能养血润肤、祛风止痒，主治慢性荨麻疹、玫瑰糠疹、银屑病、慢性湿疹、皮肤瘙痒症、痒疹以及其他干燥性皮肤病等症属血虚风燥者，症见皮肤干燥，瘙痒剧烈，红斑、丘疹、风团、鳞屑、抓痕、血痂、苔藓样变。

瘀血是一种病理产物，又是一种致病因素。凡寒热、气虚、气滞、损伤，皆可治血瘀。血瘀证的诊断要点是颜面有瘀斑、皮下青紫、肌肤甲错，症积肿块、刺痛或痛有定处、舌黯脉涩。舌下有静脉青紫怒张者，即属有瘀血之证。由于血瘀的部位不同，临床表现各异。临床上可出现疼痛、肿胀、结节、肿块、出血、皮肤增厚、紫癜等。气血凝滞郁而化热，热胜肉腐则会出现疖、脓肿。

血府逐瘀汤临床应用较多，由生地黄、当归、赤芍、甘草、桃仁、红花、川芎、柴胡、枳壳、桔梗、牛膝组成，具有活血化瘀、行气止痛作用。主治由血瘀气滞，经脉不通所致的紫癜、褐斑、黑斑、结节及麻木、疼痛为特征的皮肤病。临床多用于治疗色素性紫癜性皮肤病，如黄褐斑、瑞尔黑变病、扁平苔藓、结节性红斑、结节性痒疹、盘状红斑狼疮、深在性狼疮、带状疱疹后遗神经痛等证属血瘀气滞者。

第三章　安全用药

中药源于天然，药性平和，在我国有着悠久的历史，近些年来中医药事业取得了长足发展，但随着中药应用的增加，一些传统意义上被认为无毒的中药，在使用过程中出现了新的不良反应或毒性反应，致使中药的安全性问题更加备受关注。

第一节　药材毒性范畴

“毒”在中药学中有狭义与广义之别。物之能害人即为毒，这是狭义的毒。广义的毒，“毒”即是药，就是药物的偏性，就是药物的毒性和不良反应，如大毒、小毒和无毒。

现代医学中毒性则是指药物对机体产生的损害和严重的不良影响，更多地侧重于药物的性能。中药不良反应是指在中医药理论指导下，用于预防、诊断或治疗人类疾病，改善其生理功能而给以正常剂量的中药所出现的有害且非预期的反应。不良反应的产生往往是由含有毒性成分的中药加以不当使用所造成的。由于中药成分复杂、多靶点作用的特点，人们对毒性药材的认识也是一个循序渐进的过程。通常毒性药材包括：①国务院卫生部列入剧毒药管理的28种中药（如川乌、草乌、半夏生品等）；②2015年版《中国药典》一部记载的83种有毒中药（包括大毒中药10种、有毒中药42种以及小毒中药31种）；③其他法定标准中记载的有毒中药（如雷公藤、丽江山慈姑等）；④近年来研究新发现具有明确毒性的中药（如含马兜铃酸中药等）；⑤具有潜在毒性的中药。对于前4种毒性药材已有明文进行管控或者有详尽实验研究进行报道，临床医生在使用过程中常会加以注意。然而对于具有潜在毒性的中药，由于不良反应报道病例数量较少，尚处于认知的过程中，往往会被忽视，易造成不良反应发生，因此需要重点加以关注。

第二节　常用有毒中药的种类

1. 一些中药本身具有一定的毒害性，安全度较小，对人体容易引起中毒反应。如剧毒药砒石、轻粉、升药等，中医常外用治疗顽固性皮肤病，起到以毒攻毒的作用。此外，一些药物具有毒性，经炮制后可供临床内服。例如：川乌、草乌生用内服，易于中毒，是由于川乌、草乌中含有乌头碱类生物碱引起的。乌头碱的致死量为3～4mg，人口服乌头碱0.2mg即致中毒，常见的症状主要以神经系统、循环系统和消化系统的表现为主，常见恶心、呕吐、口舌四肢及全身发麻、畏寒，呼吸困难，血压及体温下降，心电图发生改变等。川乌、草乌经过炮制之后，可以降低毒性。

朱砂的化学成分主要为硫化汞（HgS），中医将其用于疮疡肿毒、咽喉肿痛、口舌生疮的治疗，但由于HgS为无机汞化合物，能与人体内多种酶或蛋白质中的羟基、羧基结合，其中和蛋白质中巯基有特别的亲和力，从而影响细胞代谢，抑制细胞的生长，抑制多种酶的活性；同时它也能直接损害人体中枢神经系统，造成昏迷抽搐、血压下降等，还可直接损害肾脏，出现尿少、尿闭、血尿、蛋白尿、水肿等，使肾衰竭。

雄黄所含化学成分为二硫化二砷，可用于痈肿疔疮、湿疹疥癣、虫蛇咬伤的治疗，但雄黄中砷具有细胞原浆毒性，对于人体是弊大于利，它在治疗的同时可引起肝、肾、脾及心肌等实质器官的脂肪变性、坏死，并有致癌作用，临床报道，用砷制剂治疗银屑病。还可造成消化系统、神经系统、血液系统及皮肤的损害，可造成皮肤及附属器官损害，引起固定性药疹、剥脱性皮炎，甚至导致皮肤癌变，消化系统可引起胃肠功能障碍、上消化道出血、结肠黑便和肝损害等，血液系统可引起单纯性红细胞再生障碍性贫血、溶血性贫血及尿血、衄血等，中枢神经系统损害可引起精神失常、呼吸困难、语言障碍、四肢抽搐等。

滥用斑蝥也可致中毒。斑蝥属大毒之品，外用1%浓度斑蝥液，表皮即出现发泡、流黄水现象，夏日用药更明显。超剂量内服伤肾，可见尿闭、尿血等症状，甚则可致肾衰竭，有致人死亡的报道。故用药时要根据患者年龄、体质强弱、病程长短、疾病轻重，以及对药物耐受程度等严格将剂量控制在安全范围内，且中病即止。

以上药物，在使用时要严格控制用量，防止毒副反应的发生。

2. 药物本身无毒，由于使用不当而产生毒副反应。使用不当多指剂量过大或时间过长。例如：苍耳子含有有毒物质苍耳子甙，可致肝肾功能改变，尤以肝脏坏死为甚，可导致死亡，过量易致中毒，引起呕吐、腹痛、腹泻等症，加热可使苍耳子本身含有的蛋白变性，达到去毒目的。蒲公英具有清热解毒、利湿功效，临床多用于热毒痈肿疮疡及内痈等，但用量过大可致缓泻。对于大多数清热解毒药，因其药性苦寒，不可长服久服。现代研究表明，苦寒中药中以生物碱、甙类成分为多，而生物碱、甙类、黄酮类、挥发油类、鞣质、砷及砷化药物是中药致癌、致突变的主要成分，故使用清热解毒类中药时要注意时间及用量。此外，药物不良反应见于临床报道的还有牛黄解毒丸、香连丸、逍遥散、小活络丹、参麦注射液、鱼腥草注射液、葛根注射液、炎琥宁注射液、双黄连注射液、清开灵注射液等中成药。因此，在使用这类中成药时也应注意，病愈即止，不可超量持续使用。

3. 药物由于配伍不当而加剧或产生毒副反应的，又称配伍禁忌。最典型的代表就是金元时期概括总结出的“十八反”和“十九畏”。虽然“十八反”和“十九畏”诸药，有一部分同实际应用有些出入，历代医家也有所论及，并引古方为据，证明某些药物仍然可以合用，但由于对“十八反”和“十九畏”的研究还有待进一步做较深入的实验和观察，并研究其机制。因此，目前应采取慎重态度。一般来讲，对于其中一些药物，若无充分根据和应用经验，仍勿盲目配合使用。

4. 违反妊娠用药禁忌。根据药物对于胎元损害程度的不同，一般分为禁用和慎用两类。禁用的大多是毒性较强或药性猛烈的药物，如巴豆、牵牛、麝香、三棱等；慎用的包括通经祛瘀、行气破滞以及辛热等药物，如桃仁、红花、干姜、肉桂等。这些药物均具有损害胎元以致堕胎的不良反应。因此，临床使用时应尽量避免，以防事故发生。

5. 服药时饮食不当而产生毒副反应。服药时有饮食忌口，即俗称的忌口，若不注意饮食，不仅降低药效，甚而会产生毒副反应。例如：古代文献记载的常山忌葱，地黄、何首乌忌葱、蒜、萝卜，薄荷忌鳖肉，茯苓忌醋，鳖甲忌苋菜，以及蜜反生葱等。又如使君子与热茶同服，能引起呃逆;服人参不宜喝茶和吃萝卜，以免影响药力。另外，由于疾病的关系，在服药期间，凡属生冷、黏腻、腥臭等不易消化及有特殊刺激性的食物，都应根据需要予以避免。

6. 没有按照中医基本理论用药而产生毒副反应。中药有四气、五味、归经等属性，应在中医理论指导下加以使用。中医大量的病症有用药禁忌，如汗多者忌用发汗解表药，脾虚便溏者忌用寒凉滋腻药，青葙子具有清肝泻火、明目、退翳的作用，现代药理研究发现其清热力强，有扩散瞳孔作用，因此肝肾虚及青光眼患者忌用。鸦胆子中医内服用于清热解毒、截疟治痢，现已知本品对胃肠道及肝肾均有损害，不宜多用久服，胃肠出血及肝肾病患者忌用。麦芽具有消食和中、回乳的作用，哺乳期妇女不宜服用等。

7. 中药中一些非麻醉药具有成瘾性。一般人认为，中药非麻醉药没有成瘾性，但临床观察并非如此。例如：番泻叶具有泻下、导滞作用，用于便秘，但有恶心、呕吐、腹痛等不良反应。有报道 21 例患者日服或间隔一段时间服番泻叶 5 ~ 9g，以开水冲泡服，服药时间最长者达 11 年，最短者 6 个月，所致依赖性戒断症状主要表现为全身疼痛、焦虑不安、失眠厌食、呼吸加快、呕吐、腹痛等。有报道一例扁桃炎患者，口服牛黄解毒片 2 片，每日 2 次，服后咽痛减轻，故长期服用。之后，一旦停药则见咽痛加剧，并出现口周鼻翼疱疹，周身不适、失眠、厌食、上腹部烧灼感、大便秘结等戒断症状，再服药后上述症状迅速缓解，患者身体未出现异常。以上事例说明非麻醉药也具有成瘾性。许多中药只有经临床长期观察才能注意到它的不良反应。因此，用药一定要在医师指导下，不要盲目随意用药，以免引起不良后果。

8. 潜在毒性中药是指一些原本认为是无毒性的中药，在临床实践不断应用或药物深入研究的过程中，因出现了新的不良反应或毒性反应，而被认为具有一定毒性的中药。这些原本认为“无毒性”的中药，由于具有一定未被全面揭示的潜在毒性，必然会成为临床应用过程中的安全隐患，不应予以忽视。这些潜在毒性中药所引起的不良反应，临床表现多种多样，其中尤其对于肝脏和肾脏的毒性作用显著，当尤为引起重视。

(1)肝毒性：何首乌为蓼科植物何首乌的干燥块根，在传统中医药理论中被认为是重要的补益圣药，在乌黑须发、滋补肝肾、益精活血等方面具有良好作用效果，在皮肤科常用于治疗脱发类疾病，然而与此同时，何首乌致肝损害的不良反应也屡见报道。据统计，自 1982—2012 年这 30 年间，有关何首乌不良反应的文献报道共 48 篇，涉及肝损伤病例共 206 例。如文献报道，何首乌致药物型肝炎患者 7 例，均出现乏力、纳差、恶心、黄疸症状，结合实验室检查和影像学检查，确诊为弥散性肝脏损害，提示在使用何首乌时当密切关注肝功能变化，避免不良反应发生。

白鲜皮系芸香科多年生草本植物白鲜的根皮，具有清热燥湿、祛风解毒、止痒等功效，具有抗菌、抗肿瘤、抗炎等作用，常用于治疗湿热疮毒、黄水淋漓、风疹、湿疹等病症。有文献报道了多例因服用白鲜皮而引发肝炎的病例，其中4例患者因服用白鲜皮煎剂引起中毒性黄疸型肝炎，并在停药后1个月内肝损伤得到恢复。有研究对白鲜皮的水提物进行慢性毒性作用研究发现，单独服用白鲜皮水煎剂会引起小鼠体内淋巴细胞、丙氨酸转氨酶、碱性磷酸酶水平明显下降，而中性粒细胞、白蛋白、总胆固醇、血糖和血尿素氮水平显示显著增加，表明干扰造血作用和肝脏、肾脏功能，并出现明显的肝损伤情况。

补骨脂是豆科植物补骨脂的干燥成熟果实，具有补肾助阳、固精缩尿、暖脾止泻、纳气平喘等功效，是临床治疗脾肾阳虚的常用中药，皮肤科在治疗白癜风中常用此药。有文献报道，患者因以补骨脂作为预防骨质疏松保健品，在长期服用的过程中，出现了急性肝炎。有研究报道，通过对小鼠进行不同剂量的补骨脂水提物灌胃，观察并测定血清生化、肝脏质量、肝脏病理等指标，发现补骨脂水提物可使小鼠大鼠出现肝脏增大、肝脏系数显著升高、弥散性脂肪变性等病变，证实了补骨脂的潜在肝毒性。

(2)潜在毒性原因分析：尽管中药在经历了数千年锤炼之后，积累了大量一线临床经验，形成了对毒性的一定认识，并且依靠复方配伍、炮制技术等，能够对已知毒性达到部分减弱或去除的目的，但是由于引起中药毒性的原因错综复杂，对于中药的应用，特别是具有潜在毒性的中药，仍须时刻保持警惕。通过总结文献及对临床病例分析，发现引起中药潜在毒性的原因多种多样，除患者自身个体体质因素外，其他因素均可归结为药物因素，包括药物药材产地、用药部位、药材产地炮制方法、制剂工艺、使用剂量、服用疗程等。

9. 女同志在选用化妆品时，一定要选正规厂家，防止铅汞等超标引起不良反应。含铅化妆品能在短时间内达到快速美白效果，人们使用含铅化妆品2～3周后，皮肤会明显的光滑、白细，而且黑斑和粉刺也迅速消退，让消费者非常惊喜，从而坚持长期使用，但长期使用铅超标的化妆品，皮肤可能会产生不可恢复的色素沉淀，原色斑也会很快反弹，并且加深加重，或诱发其他严重并发症，如过敏性皮炎，甚至导致毁容。此外，铅对全身的潜在危害，可损伤神经、消化、泌尿、内分泌、骨骼等。铅也可通过胎盘、乳汁进入胎儿和婴儿体内，影响下一代的健康。

汞之所以可以在短时间内增白，这是因为汞离子置换酪氨酸酶的阴离子使该酶失去活性，黑色素暂时不能生成，所以达到了快速美白祛斑的效果，因此一些速效增白油或增白剂及一些增白祛斑化妆品都可能含汞（氯化汞、碘化汞），不论是有机汞或无机汞均很容易被正常皮肤吸收。慢性汞中毒表现为体重下降、倦怠、贫血、脱发、口炎、肾损伤(如蛋白尿)和出现中枢神经系统症状，如头痛等。慢性汞中毒还会使怀孕妇女胎死腹中或生下畸形的婴儿。在此提醒消费者在购买和使用粉饼类和唇膏类化妆品时要注意选择正规厂家产品。

综上所述，为保证人们用药安全，指导临床合理用药和新药研发，并且为药材标准的制定提供依据，应该提升对潜在毒性中药的重视程度，加强对潜在毒性中药的毒性研究，临床使用中药的过程中，要做到辨证施治、合理用药，转变公众传统上对“中药无毒”的认识，引起各方对中药潜在毒性的重视，从而更好地发挥药物对疾病的预防和治疗作用，减少甚至消除不良反应的发生，提高中药使用的安全性。

第四章　用药心得

中医在治疗皮肤病特别是复杂难治的皮肤疾病方面，用中医基本学术理论指导,取得了较好的疗效。很多人患皮肤病后想找中医“调调”,甚至有的人出于对中医的信任,只让开中药,拒绝使用外用和西药。用中药“调”,实际上是调寒热、虚实、表里、气血、脏腑,归根到底是调理阴阳。

人体必须经常保持相对的阴阳协调关系，才能维持正常的生理活动。《素问·生气通天论》说：“阴平阳秘，精神乃治。”说明里阴阳的相对协调，是人体健康的表现，也是皮肤健康的表现。

在诊断上,《素问·阴阳应象大论》曰：“善诊者，察色按脉，先别阴阳。”在疾病的治疗上,《素问·至真要大论》说：“谨察阴阳所在，以平为期。”说明阴阳学说是调节人体平衡的重要理论,贯穿于疾病的诊断辨证及治疗用药全过程。也就是说，中医治病的优势在于调节阴阳，而我们所选用的中药既能达到双向调节，使之平衡，又不至于破坏人体的平衡，避免出现温阳而伤阴、补阴而损阳的现象。也就是说，对于每一个患者要分析疾病的病机，结合个人体质，拟定出一个既能达到调理阴阳平衡，又不至于过偏的、适合病人的治疗方案，防止用大攻大补引起不良反应，也就是要平调，尽量减少因用药导致阴阳受损。既要灵活用药，又要合理配伍。

第一节 学古方但不拘泥于古方

临床上常用古方治疗各种皮肤病，由于每个患者体质不同，基础病不同，应用时必须随症加减，在精通古方的基础上不拘泥于古方，灵活运用，才能取得好的效果。

六味地黄丸出自《小儿药证直诀》，由熟地黄、山萸肉、山药、泽泻、茯苓、牡丹皮组成，有滋阴补肾作用。主治肾阴不足所致的腰膝酸冷，头晕目眩，耳鸣耳聋，盗汗，遗精，消渴，骨蒸潮热，手足心热，口燥咽干，牙齿动摇，小便淋沥，以及小儿囟门不合，舌红少苔，脉沉细数等证。临床上在多种皮肤病的治疗中均可应用且效果很好。

例1：结节性红斑

曾遇一位60多岁的女性患者，由女儿推轮椅来诊，双下肢水肿，足踝较重，小腿多个桃核大、枣大结节，红肿、坚硬、疼痛。腰膝酸软，失眠多梦，咽干便干，舌红少苔。选用六味地黄汤化裁，熟地黄改为生地黄，加茜草、泽兰、赤芍、陈皮、金银花、丝瓜络、鸡血藤。服药1周后红肿疼痛减轻，继续加减用药至病愈。

例2：银屑病

一位76岁的女性银屑病患者，患银屑病30多年。患者整个下肢密集红斑鳞屑，小腿红肿干裂，痛痒，心脏病严重，走路困难，气短，周身乏力，腰膝酸软，失眠口干，舌红少苔，边有瘀斑。经常在内科住院治疗。用六味地黄汤加沙参、麦冬、五味子、首乌藤、鸡血藤。外用银翘三黄膏。用药后，红斑痛痒干燥逐渐减轻，心脏病平稳。

例3：湿疹（两位老年湿疹患者）

两例湿疹患者均为男性。一位77岁，皮损在双上肢、面部、颈部红斑，丘疹，渗出，轻度鳞屑，瘙痒难忍，反复发作，苦不堪言。另一位74岁，皮损长在鼻以上额部及头部，鼻子上有横裂纹，干痒伴渗出。从张家口来诊，两位都曾住院治疗。两位老人均见腰膝酸软，咽干，失眠，耳鸣，舌红少苔。第一位患者用六味地黄汤，熟地黄改为生地黄加白鲜皮、白蒺藜、地肤子、车前草、知母、黄檗。经3个多月的加减调理，临床治愈，至今已三年多未复发。第二位患者用六味地黄汤加味治疗20天后，头面部红斑、渗出、瘙痒症状消失，皮肤仍粗糙。带药回张家口老家，至今未来复诊。

按语：两位患者均已年老，患湿疹多年，渗出及瘙痒日久，耗伤阴血。久用苦燥、渗利及辛温祛风之剂导致伤阴，湿邪不易去除。这类老年湿疹患者除有阴虚症状外，皮疹红颜色不鲜，渗出不多，干燥脱屑，甚至干裂疼痛，宜用滋阴祛湿法治疗。临床上用六味地黄丸或作汤剂化裁后，可用于治疗斑秃、普秃、白发、脂溢性脱发、黄褐斑、黑变病、干燥综合征、系统性红斑狼疮、皮肌炎、混合结缔组织病、干燥闭塞性龟头炎、瘙痒症、神经性皮炎、唇炎、鱼鳞病等属于肾阴不足的，可用本方加减应用。这也体现了中医异病同治的治疗原则。

除六味地黄丸外，除湿胃苓汤和补阳还五汤也是治疗皮肤病的常用方剂。除湿胃苓汤出自《医宗金鉴》，由苍术（炒）、厚朴（姜炒）、陈皮、猪苓、泽泻、赤茯苓、白术、滑石、防风、山栀子（生研）、木通、肉桂、甘草组成，有健脾除湿作用。主治缠腰火丹、浸淫疮、天疱疮、湿疹等多种皮肤病。《内经》云："诸湿肿满，皆属于脾。"脾主运化，是气血生化之源，若脾气不足，运化失职，水湿停滞会出现食少便溏、舌质淡有齿痕，苔白腻，脉濡缓。皮肤出现淡红色斑及丘疹，上有水疱、糜烂渗出。选用除湿胃苓汤加减治疗较宜。

补阳还五汤出自《医林改错》，由黄芪、当归尾、赤芍、地龙、川芎、红花、桃仁组成，有补气活血通络作用，主治气虚血瘀之中风后遗症，用于半身不遂、口眼歪斜、语言謇涩、口角流涎、小便频数或遗尿失禁，舌暗、淡苔白，脉缓无力。此方加减在临床上经常用于静脉曲张性湿疹，这种湿疹是由于下肢静脉曲张等病使下肢循环障碍，气滞血瘀，营养不良而引起小腿下1/3轻度水肿，胫前及踝部出现暗红色斑、丘疹、水疱、糜烂、渗出和结痂伴瘙痒，常经久不愈，出现皮肤干燥、脱屑、皲裂、肥厚及苔藓样变等慢性湿疹改变，病程越长，小腿皮肤颜色越深。由于搔抓或创伤，小腿远端会出现皮肤溃疡，一旦出现溃疡，缠绵难愈。

从中医的角度讲，这种静脉曲张性湿疹的病机：气为血之帅，老年气虚，血运无力，脉失温煦，则经络瘀滞。老年病气虚血瘀者颇多，血与津液同注脉中，若血瘀脉道，津液停留，浸淫肌肤，则病湿疹，可用补阳还五汤加薏苡仁、茯苓、泽泻、牡丹皮、黄檗、地肤子、滑石等治疗。其他慢性湿疹，症见皮损肥厚，色素沉重，呈苔藓样变，属气虚血瘀湿阻均可应用。

第二节　用药灵活，配方合理

一、皮肤科常用药配伍

1. 白蒺藜、地肤子

白蒺藜味苦、辛，性平，归肝经。本品质轻，可升可降，可散可补。它可以宣散肝经风邪，祛风止痒、明目，常用于风热导致的目赤多泪，头目疼痛，以及风疹瘙痒、白癜风等；还可以平肝息风、疏肝解郁，用于治疗肝经风邪上扰导致的头晕、目眩、头痛等症，临床也常用于肝气郁结导致的胸胁不舒、乳闭不通乳房胀痛等。

地肤子味苦，性寒，归肾、膀胱经。功效：清热利湿、祛风止痒，临床常用于治疗皮肤瘙痒、疥癣、湿疮等，也常用于治疗膀胱湿热、小便不利、淋漓涩痛等症。

白蒺藜辛散苦泻，轻扬疏散，既能宣散风热，祛风明目止痒，又能平肝息风、疏肝解郁。地肤子辛苦气寒，走表外散肌肤之风而止痒，入里内清湿热。两者相伍，相辅相成，散风清热，除湿止痒。临床常用于风疹、荨麻疹、湿疹诸症，以及糖尿病性皮肤瘙痒症和妇女外阴瘙痒等。

2. 浮萍、紫草

浮萍味辛，性寒，归肺经。本品体轻气浮，升散之力较强。功效：发汗解表、透发疹毒，疏表通窍、利水消肿，通毛窍、利血脉、长须发。临床常用于治疗外感风热所致发热、无汗等症，也用于治疗麻疹隐隐不出，或疹出不透，以及风热瘾疹、皮肤瘙痒等症。

紫草味苦，性寒，归心、肝经。本品色紫质滑，善走血分。功效：清热凉血、解毒透疹。临床常用于治疗急性传染病（麻疹、猩红热、丹毒等）之热毒炽盛而斑疹透发不畅，或斑疹紫暗之症，又治疮痈疖肿、外阴炎、火伤、烫伤、冻伤及多种血热引起的皮肤病。

浮萍体轻气浮，偏走气分，善清气分邪毒，可散风、祛邪、透疹、利尿。紫草，专入血分，善清血分热毒，可清热凉血、解毒化斑。二药配伍，一气一血，气血两清，透疹解毒、祛风止痒。临床常用于风热型荨麻疹、银屑病、玫瑰糠疹、过敏性紫癜、湿疹等;用于小儿初患麻疹，疹子欲出未出，或因血热毒盛，疹出不透，疹色不鲜，呈暗紫色者;用于疮疖痈肿兼见风热表证者。

3. 浮萍、牛蒡子

浮萍见浮萍、紫草对药。

牛蒡子又名大力子、鼠粘子，味辛、苦，性寒，归肺、胃经。本品疏散风热、清热解毒、利咽消肿，用于治疗外感风热、聚于上焦所致的咽喉肿痛、发颐、咳嗽、痰吐不利、疮毒肿痛。牛蒡子还有散风热、透疹毒作用，可用于治疗麻疹透发不畅、大便秘结等症。

浮萍轻浮升散，归肺经，达皮肤，发汗解表，利水消肿，宣肺透疹;牛蒡子降气下行，宣散风热，透发疹毒，解毒消肿。二药配伍，轻清并走上焦，共奏宣散风热、透发疹毒、祛风止痒之效，常用于风热型荨麻疹、皮炎等。

4. 白蒺藜、荆芥穗

白蒺藜见白蒺藜、地肤子对药。

荆芥穗为荆芥的花穗，本品味辛，性微温，归肺、肝经。本品性温不燥，轻宣发散，可发散在上、在表的风寒外邪。还可入血分，清散血分之伏热，引邪外透。

白蒺藜质轻色白，可升可降，祛风平肝，镇静止痒;荆芥穗气质清扬，轻宣发散，泻热散风，炒黑入血分，清散血分之伏热，引邪外出。两者配伍，散风行血，镇静止痒。临床常用于治疗荨麻疹、皮肤瘙痒症、阴部瘙痒症。

5. 柴胡、黄芩

柴胡味苦，性微寒，归肝、胆、肺经。本品透表泻热，为治邪入少阳半表半里所致的寒热往来、胸胁苦满、口苦咽干、头晕目眩之症的要药，也治疟疾的往来寒热、外感发热等症。柴胡疏肝解郁、宣散气血、散结调经，用于肝气郁结所引起的胸胁苦满、头晕目眩、耳鸣耳聋，以及月经不调、乳房胀痛等症。柴胡升阳举陷，常用于治疗气虚下陷所致的内脏下垂等症。

黄芩味苦，性寒，归肺、胆、胃、大肠经。本品苦寒，清热燥湿，泻火解毒。用于治疗湿热蕴结所致的泻痢腹痛、里急腹痛、痢下赤白，以及湿热黄疸等症。黄芩体轻主浮，善清上焦肺火，用于治肺热咳嗽。黄芩炒炭，可泻火止血，用于治疗热毒炽盛，迫血妄行的咯血、便血等症。黄芩还有安胎之功。

黄芩清热燥湿、泻火解毒、止血、安胎，柴胡疏肝解郁、和解退热、升举阳气。两者配伍升清降浊，调和表里，和解少阳，清少阳之邪热。既可疏调肝胆之气机，又能清泻内蕴之湿热，清解气分热结。现代研究，二药尚有保肝利胆的作用。临床常用于外感病，邪传少阳，往来于表里之间，症见口苦、咽干、目眩、寒热往来、胸胁苦满、心烦喜呕、食欲不振等；用于急慢性肝炎、肝硬化、急慢性胆囊炎、胆结石，症见口苦、咽干、恶心呕吐、胃脘疼痛等；用于急慢性胃炎、胆汁反流性胃炎、溃疡病诸症；用于因风热及肝经热盛导致的皮肤瘙痒、湿疹、皮炎、荨麻疹等病。

6. 防风、乌梅

防风味辛、甘，性微温，归膀胱、肝、脾经。功效：发表、祛风、除湿。防风浮而升，为祛风圣药。本品既可治风寒感冒，又可治风热感冒，症见发热恶寒、头痛、身痛、目赤、咽痛等症。防风还能胜湿止痛，治疗风湿痹痛。炒用还有止血之功，用于治疗便血、崩漏等症。

乌梅味酸、涩，性平，归肝、脾、肺、大肠经。功效：敛肺涩肠，和胃生津，止咳，止血，安蛔止呕。用于治疗肺虚久咳、久泻久痢、虫积腹痛、胆道蛔虫症、大便下血、崩漏不止、烦热口渴、胃酸缺乏、食欲不振等症。

防风辛温，气薄升浮，祛周身之风；乌梅酸涩，清凉生津，敛肺和胃，止痒。二药合用，一散一收，相互制约，相互为用，祛风止痒之力增强。临床主治荨麻疹、过敏性鼻炎、湿疹、过敏性皮炎。

7. 钩藤、薄荷

钩藤味甘，微寒，归肝、心包经。本品清肝热，平肝风，降血压，舒筋脉。用于治疗肝经热盛，头胀头痛，肝阳上亢，头晕目眩。本品还可清心热、息风止痉，治疗惊痫抽搐、手足痉挛、四肢抽搐等症。

薄荷味辛、性凉，归肺、肝经。功效：疏风清热、清利头目、利咽透疹、疏肝解郁。用于治疗风热感冒、温病初起而有发热、微恶寒、无汗、头身疼痛等症；用于治疗咳嗽失音、咽喉肿痛、头痛目赤等症；还可散邪透疹、祛风止痒，治疗痘疹初期隐隐不透，或麻疹将出之际、外感风邪。又治风疹、皮肤瘙痒等症。

薄荷轻清芳香，辛凉行散，长于散风热，清利咽喉。钩藤质轻气薄，轻清走上，善于清热解痉。二药相伍，疏风清热，利咽镇咳，解表退热。常用于治疗干咳、咽痒、鼻痒。

8. 当归、苦参

当归味甘、辛，性温，归心、肝、脾经。功效：补血、养血、活血止痛。用于治疗血虚所引起的头晕、目眩、心悸、脉细等症。临床上也用于治疗血虚腹痛、月经不调、月经稀少、经期错后、闭经、痛经，以及跌打损伤、风湿痹痛、疮痈肿痛。另外，它还能养血润燥、滑肠通便。

苦参味苦，性寒，归心、肝、胃、大肠、膀胱经。本品清热燥湿、祛风止痒、杀虫。临床用于治疗湿热所致的黄疸、泻痢带下、阴痒等症；也用于治疗皮肤瘙痒、脓疱疮、疥癣、麻风诸症；还能清热泻火、利尿，用于治疗湿热蕴结而致的小便不利、灼热涩痛等症。

苦参既可清热，又可燥湿，可祛湿热之邪，兼能杀虫止痒。当归则是补血活血良药。成药有当归苦参丸，是明代嘉靖、万历年间名医龚信、龚廷贤父子治疗皮肤病的著名经典方药。20 世纪 60 年代末由同仁堂开发成丸剂，又名归参丸。全方只两味药，常用于治疗因血燥湿热引起的头面生疮、粉刺疙瘩、湿疹刺痒、酒渣鼻等。

9. 制何首乌、白蒺藜

白蒺藜见白蒺藜、地肤子对药。

制何首乌味苦、涩、甘，性微温，归肝、肾经。制何首乌能补肝肾、益精血、乌须发、强筋骨，化浊降湿，为滋补良药。白蒺藜性升而散，祛风止痒明目，专走头目，通络止痛。制何首乌善补，以守为主，白蒺藜辛散温通，以走为要。二药合用，一守一散，相互制约，相互为用，补肝肾、益智养精血、养心安神、散风热、止痛。临床上常用于血虚风燥引起的皮肤瘙痒脱屑及白癜风等症，还可用于肝肾阴虚导致头晕、头痛、失眠、记忆减退、脱发、头皮痒等症。

10. 黄芪、防风、白术

防风见防风、乌梅对药。

黄芪味甘，性微温，归脾、肺经。本品质轻，皮黄肉白，固表止汗，色黄入脾，色白入肺，为升阳补气之要药。功效：补气升阳、益气固表、利水消肿、托毒生肌、升阳举陷。

白术味甘、苦、微辛，性温，归脾、胃经。生用健脾燥湿，炒用增强燥湿之功，补脾益气、燥湿利水、固表止汗、安胎。临床常用于治疗脾胃虚弱、消化不良、食少腹泻、体倦乏力、自汗等，以及水湿内停、痰饮水肿、脘腹胀满等症。

黄芪补气升阳，固表止汗，利水消肿；防风祛风解表，胜湿解痉，止泻止血；白术燥湿健脾，燥湿利水，固表止汗。三药合用，防风辛散温通，可载黄芪补气之功达于周身。黄芪得防风疏散之力而不恋邪，防风得黄芪之固表而不散泻。白术加强固表止汗、健脾之功。三药合用，散中寓补，补中兼疏，动静结合。三药合用即为玉屏风散，原为益气固表止汗而设。

临床上主治表虚自汗、四肢酸楚等症，以及表虚不固、遇风冷加重的荨麻疹、过敏性鼻炎等过敏性皮肤病。

11. 黄芪、益母草

黄芪见黄芪、防风、白术三药。

益母草味辛、苦，性微寒，归肝、心经。本品入走心肝二经血分。功效：活血化瘀、利水消肿、清热解毒。用于治疗妇女血热有瘀，经行不畅，经痛闭经，产后瘀阻等症；小便不利；乳痈疖肿。

黄芪补气升阳、健脾利水、扶正固表；益母草善走血分，有活血化瘀、利水消肿、清热解毒之效。二药合用，相得益彰，健脾益气、活血化瘀、利水消肿之功增强。临床上用于荨麻疹、血管性水肿、过敏性紫癜及过敏性紫癜性肾炎等。

12. 白茅根、藕节炭

白茅根味甘，性寒，归肺、胃经。功效：清肺胃热、生津止渴、凉血止血、利尿消肿。用于治疗热性病之烦渴、肺热咳嗽、微热呕哕等;用于血热妄行的吐血、尿血等症;因有利尿清热之功，可导热下行，治疗水肿、热淋、黄疸等症。

藕节炭味甘、涩，性平。归肝、肺、胃经。功效：收敛止血、活血祛瘀。本品在收敛止血之中兼能活血祛瘀，具有止血不留瘀之功。常用于治疗吐血、衄血、尿血等多种出血症。热证出血宜生用，虚寒性出血宜炒炭用。

白茅根凉血止血、清肺胃热，藕节炭收敛止血、活血祛瘀。二药合用止血之功更强，同时配合藕节炭，又防止血留瘀之弊。皮肤科在过敏性紫癜、过敏性紫癜血尿时应用。

13. 益母草、白茅根

白茅根见白茅根、藕节炭对药。

益母草味辛苦，性微寒，归肝、心经。本品入走心肝二经血分。功效：活血化瘀、利水消肿、清热解毒。用于治疗妇女血热有瘀，经行不畅，经痛闭经，产后瘀阻等症,小便不利,乳痈疖肿。

益母草走血分，活血化瘀、利水消肿、解毒。白茅根味甘不腻，性寒不碍胃，利水而不伤阴，善清血分之热。二药合用，相得益彰，清热凉血、活血化瘀、利水消肿之力更强。临床上常用于治疗急慢性肾炎，症见血尿、水肿以及急性膀胱炎所致的血尿、小便不利者。皮肤科常用于过敏性紫癜，紫癜性肾炎出现血尿、蛋白尿、面部及下肢肿胀时加减应用。

14. 丹参、鸡血藤

丹参味苦，性微寒，归心、心包、肝经。本品味苦色赤，性平而降，入走血分，活血化瘀、行血止痛、凉血清心、养血安神。临床上用于治疗心脉瘀阻所引起的心悸心痛；用于气滞血瘀导致的胃脘痛、月经困难、痛经、产后恶露不尽、瘀滞腹痛等症。又因本品有凉血清心、养血安神的功效，临床上还用于治疗湿热病热入营血，导致的心烦、不寐等症，也用于治疗心血不足导致的心悸、失眠、烦躁不安等症。此外本品还有凉血消痈之功，临床上治疗痈肿疮毒诸症。

鸡血藤味苦，微甘，性温，归肝经。功效：补血活血、舒筋通络。临床上用于治疗血虚经闭、月经不调、痛经，以及风湿痹痛、肢体麻木、瘫痪、跌打损伤等症。

丹参活血祛瘀、养血凉血，鸡血藤补血活血。二药合用活血祛瘀，补血之力更强。临床上常用于银屑病、神经性皮炎皮损厚时用。

15. 土茯苓、草河车

土茯苓味甘、淡、性平，归肝、胃经。本品利湿、解毒、利关节。用于治疗梅毒、湿热淋浊、带下、痈肿、疥癣等病，以及热淋见尿赤、疼痛诸症。

草河车又名蚤休、七叶一枝花、重楼。味苦、微寒、有小毒，归肝经。功效清热解毒、消肿止痛、息风定痉。用于治疗痈肿疮毒、毒蛇咬伤等症，以及肝热生风、惊痫和热病神昏、抽搐等症。

草河车苦寒，归肝经，走血分。土茯苓甘淡性平。二药均有清热利湿解毒之功。二药合用，清热解毒利湿，抗病毒感染力强。为皮肤科常用药，用于治疗银屑病、掌跖脓疱病等湿热引起的皮肤病。

16. 丹参、茜草

丹参见丹参、鸡血藤对药。

茜草又名茜草根，味辛微苦，性寒，归肝、肾经。本品苦寒降泻清热、凉血止血。临床上常用于治疗血热导致的衄血、吐血、便血、尿血崩漏；还用于瘀血导致的血瘀闭经，胸胁疼痛，产后瘀阻，恶露不下，跌打损伤，以及热痹骨节疼痛诸症。

丹参苦，微寒，活血养血，祛瘀生新；茜草根辛微苦寒，凉血止血、活血祛瘀。二药合用，活血化瘀、祛瘀生新之力增强。临床上常用于由慢性肝炎、肝硬化所致的肝脾大，妇人子宫内膜异位症，症见血瘀经痛等病。皮肤科方面常用于慢性湿疹、神经性皮炎、银屑病皮损辨证属于瘀血阻滞者。

17. 威灵仙、白蒺藜

白蒺藜见白蒺藜、地肤子对药。

威灵仙味辛、苦、咸，性温，归膀胱经、肝经。功效：祛风湿、通经络、消骨鲠。临床上常用于治疗风湿所致的肢体疼痛,经络闭阻所引起的肢体麻木、筋脉拘挛、痛风、屈伸不利、脚气肿痛诸症。现代研究还有降血糖作用。

白蒺藜宣散肝经风邪、祛风止痒，威灵仙祛风湿、通经络。二药合用祛风止痒、通络作用增强。常用于银屑病及结节性痒疹等瘙痒较重的皮肤病。

18. 白蒺藜、首乌藤

白蒺藜见白蒺藜、地肤子对药。

首乌藤甘、平，归心、肝经。能养血安神、祛风止痒。两药相伍，白蒺藜辛散温通、疏肝解郁以走为主，首乌藤引阳入阴，养心安神，以守为要，相配后治疗肝郁血虚胁痛、失眠多梦、头晕头痛、神经性皮炎、皮肤瘙痒症等血虚风燥的皮肤疾患。

19. 山药、芡实

山药甘、平，为气阴两补之品。可补脾益肺固肾，涩精敛带止泻。有补而不滞，养阴不腻的特点。芡实甘、涩、平，补脾祛湿、止泻、益肾固精缩尿。两药相配平和，不腻不燥，常用于治疗脾虚泄泻日久或肾虚遗精滑精、妇女带下,还用于脾肾虚的天疱疮、湿疹等。

20. 女贞子、旱莲草(二至丸)

女贞子味甘、苦，性平，归肝、肾经。能滋养肝肾、强健筋骨、乌须黑发。旱莲草，味甘、酸，性寒，归肝、肾经。能益肾养血、凉血止血、乌须黑发。女贞子、旱莲草伍用，名曰二至丸，出自《证治准绳》。二药均归肝、肾两经，相须为用，互相促进，补肝肾、强筋骨，清虚热、疗失眠，凉血止血、乌须黑发之力增强。临床中常用治肝肾阴亏所引起白发、斑秃、黄褐斑,还可用于治疗肝肾阴虚、肝火亢盛所引起的吐血、咯血、尿血、便血(包括急性出血性肠炎等)、血痢等多种出血性病症。

21. 当归、丹参

当归见当归、苦参对药。

丹参见丹参、鸡血藤对药。

临床中二药配伍治疗血虚风燥的银屑病、斑秃、白癜风、瘙痒症、慢性湿疹等。

22. 制何首乌、丹参

制何首乌见制何首乌、白蒺藜对药。

丹参见丹参、鸡血藤对药。

二药配合治疗斑秃、白发、白癜风及血虚风燥引起的皮肤瘙痒症、神经性皮炎等。

23. 丝瓜络、桑枝

丝瓜络性味甘、平，归肺、胃、肝经。有祛风通络、活血的功效。桑枝为桑树的嫩枝，其味苦、性平，归肝经。本品长于祛风活络、通利关节、利水消肿，引经入四肢。二药配伍用于治疗四肢瘙痒较多，或风湿痹痛、经络瘀滞所致的关节疼痛、筋脉拘挛、四肢麻木等症。

24. 黄精、山药

山药见山药、芡实对药。

黄精味甘，性平，归肺、脾、肾经。本品质润，善补脾阴，为滋补强壮之品。上入于肺，有养阴润肺之功；中入于脾，有滋养补脾之功；下入于肾，可补阴血、填精髓、理虚弱。两者配伍，用于治疗脾肾两虚型斑秃、白癜风等。

25. 苦参、黄檗

苦参见当归、苦参对药。

黄檗味苦，性寒，归肾、膀胱、大肠经。生用降实火，炙用不伤胃，酒制治上，蜜制治中，盐制治下，炒黑能止血、止带。它既能清实热、退虚热，又能清热燥湿、泻火解毒。两者合用，既可内服，又可外用，主治因湿热引起的皮肤病，如湿疹、皮炎、股癣、足癣等。

26. 白茅根、芦根

白茅根见白茅根、藕节炭对药。

芦根味甘，性寒，归肺、胃经。本品中空能理肺气，其味甘多液，更善滋阴养肺，上可祛痰排脓、清热透疹；中可清胃热、生津止渴、止呕：下可利小便导热外出。

白茅根味甘而不腻膈，性寒而不碍胃，利水而不伤阴，善清血分之热；芦根味甘而不滋腻、生津而不恋邪，专清气分之热。二药合用，一气一血，气血双清，发汗解表，清热退烧。茅根清里，芦根透表，二药参合，一清一透，故于肺热咳喘，清透疹毒尤其擅长。临床中，银屑病、过敏性皮炎等红斑较重，伴口干渴，过敏性紫癜伴肾损害，小便不利、下肢肿，或其他皮肤疾病伴尿路感染者常用。皮肤红斑伴感冒、咽干痛也适宜。

27. 桑白皮、侧柏叶

桑白皮味甘、辛，性寒，归肺经。本品善走肺中气分，能清肺热、泻肺火、散瘀血、清痰止嗽、下气平喘。侧柏叶味苦、涩，性微寒，归肺、肝、脾经。功效：凉血止血，化痰止咳，生发乌发。两者配伍，对肺经风热引起的痤疮、脂溢性皮炎、脂溢性脱发有较好的治疗效果。

28. 生地、白茅根

白茅根见白茅根、藕节炭对药。

生地味甘、苦，性凉，归心、肝、肾经。本品味厚气薄，功专滋阴清热、养血润燥、凉血止血、生津止渴。地黄色黑，味厚气薄，善走血分，功专滋阴凉血，生血益精；白茅根具有透发之性，亦走血分，以清血分之热，而托毒退热。二药合用，清热凉血、托毒退烧的功效增强。临床上用以治疗银屑病、湿疹、皮炎、过敏性紫癜及色素性紫癜证属血热者。

29. 牡丹皮、紫草

牡丹皮味辛、苦，性微寒，归心、肝、肾经。本品性寒苦泻，其气清，其色赤，专入血分，可凉血、活血，使血凉而不瘀，血活而不妄行。用于治疗热入营血的各种出血性疾病及斑疹热毒等症。紫草味甘、咸，性寒，归心、肝经。

有凉血、活血、解毒透疹之功。两者配伍，可用于治疗血热毒盛引起的斑疹，颜色紫暗者。

30. 白蒺藜、白鲜皮

白蒺藜见白蒺藜、地肤子对药。

白鲜皮味苦，性寒，归脾、胃、膀胱经。功效：清热燥湿，祛风解毒。二药配伍用于治疗风热引起的风疹瘙痒、白癜风等。

31. 木贼、白蒺藜

白蒺藜见白蒺藜、地肤子对药。

木贼味甘、苦，性平，归肺、肝经。具有疏散风热、明目退翳、止血的功效。二药配伍治疗扁平疣及其他疣类。

32. 板蓝根、白花蛇舌草

板蓝根味苦，性寒，归心、肺经。功效：清热解毒、凉血、利咽消肿。白花蛇舌草味微苦、甘，性寒，归胃、大肠、小肠经。功效：清热解毒，利湿。两者配伍，治疗湿热引起的银屑病、皮炎等皮肤病。

33. 金银花、连翘

金银花味甘，性寒，归肺、胃、心、脾经。本品质体轻扬，气味芳香，它既能清气分之热，又能解血分之毒，且在清热之中又有轻微宣散之功，故善治外感风热，或温病初起、表证未解、里热又盛的病症。连翘味苦，性微寒，归心、胆经。本品轻清上浮，故善走上焦、能泻心火、破血结、散气聚、消肿毒、利小便，为疮家之圣药。用于治疗外感风热，或温病初期，发热、烦躁、口渴等症，又治疮疡肿毒。二药合用，为疮家要药，为皮肤科必备药品，两者并走于上，不仅能升浮宣散、清气凉血、清热解毒，而且还能流通气血，宣导十二经脉气滞血凝，以消肿散结止痛，可用于治疗痤疮、毛囊炎、银屑病、皮炎等。

34. 菊花、蒲公英

菊花味辛、甘、苦，性微寒，归肝、肺经。本品质轻气凉，为疏风清热之要药。蒲公英味甘、苦，性寒，归肝、胃经。本品能清热解毒、散结消痈。两者配伍，用于治疗痤疮、毛囊炎等。

35. 生地、牡丹皮、赤芍

生地见生地、白茅根对药。

牡丹皮见牡丹皮、紫草对药。

赤芍味苦，性微寒，归肝经。功效：清热凉血，活血祛瘀。三者配伍，用于治疗热入血分的银屑病、皮炎、紫癜等。

36. 生石膏、知母、甘草

生石膏味辛、甘，性大寒，归肺、胃经。本品质重气浮，归于肺经，既能清泄肺热而平喘，又能清热泻火，泄气分实热，以解肌肤邪热，用于治疗温病，邪在气分所致壮热汗出、口渴、烦躁、脉洪大之症；归于胃经，清热泻火，而治胃火亢盛、胃火上炎所致头痛、牙龈肿痛等症。知母味苦、甘，性寒。归肺、胃、肾经。本品质润多液，既升又降，上能清肺热，中能清胃火，下能泻相火。甘草味甘、性平，归心、肺、脾、胃经。有清热解毒，调和药性之效。三药合用，可清气分热，常与凉血药并用治疗。

37. 土茯苓、茜草、海螵蛸

土茯苓味甘、淡，性平，归肝、胃经，具有除湿、解毒、通利关节的作用。茜草味辛、微苦，性寒，归肝、肾经，本品苦寒降泄清热，既能凉血止血，用于治疗血热所致的吐血、衄血、尿血、便血、崩漏，又能活血祛瘀，用于治疗瘀血阻滞的胸胁疼痛、血瘀经闭、跌打损伤，以及热痹骨节疼痛诸症。海螵蛸又叫乌贼骨，味咸、涩，性微温，归肝、胃经，具有收敛止血、固涩、制酸止痛，用于治疗各种出血性疾患、久虚泻痢、遗精、带下之症，还能用于治疗胃和十二指肠溃疡之吞酸烧心、胃脘疼痛等症。另外，乌贼骨研末外用，能收湿敛疮，用于治疗疮疡多脓、疮面久不愈合等症，以及湿热火毒之疮疡、湿疹等。

海螵蛸禀水中阳气，有收敛止血、止泻、固精止带、制酸止痛之功；茜草凉血止血，行瘀通经。海螵蛸以收为主，茜草以行为要。二药合用，一涩一散，一止一行，动静结合，相反相成，共收止血而不留瘀，活血而不耗血之妙。

海螵蛸、茜草伍用，出自《素问·腹中论》中的四乌鲗骨茹藘丸。海螵蛸又名乌鲗骨，为收涩之品，有止血之功，李时珍说它可治血枯、血瘕、经闭等“厥阴本病”。茜草古名茹藘，味辛能散，有行血活血之效，两药合用，活血而不伤正，止血而不留瘀。善治崩漏诸证。

三者配伍,用于下焦湿热所致妇女白带多，肛周尖锐湿疣，肛周及外阴潮湿、分泌物多、有异味,可根据分泌物多少、是否黏稠、异味大小,加用黄檗、公英等药物。

二、疼痛常用方药

皮肤病有的会出现疼痛症状，如日晒伤，服用凉血清热药配合冷敷，既能消红斑，也能止痛。

带状疱疹的疼痛是皮肤科最常见也是十分复杂的，常见于老年人，基础疾病很多，疼痛往往持续 3 个月以上，有的持续五六年甚至更长。临床上往往根据患者的体质、基础疾病情况，疼痛程度、部位、病程长短等选方用药。现介绍几个治疗疼痛的常用方剂及药物。

1. 方剂

(1)逍遥散《太平惠民和剂局方》

组成：柴胡 9g，当归 9g，茯苓 9g，芍药 9g，白术 9g，甘草 4. 5g，生姜(少许)，薄荷(少许)。

功用：疏肝解郁，养血健脾。

主治：肝郁血虚脾弱证。症见两胁作痛，头痛目眩，口燥咽干，神疲食少，或往来寒热，或月经不调，乳房胀痛，脉弦而虚者。

(2)活络效灵丹《医学衷中参西录》

组成：当归 15g，丹参 15g，生明乳香 15g，生明没药15g。

功用：活血祛瘀，通络止痛。

主治：气血瘀滞证。症见心腹疼痛，腿臂疼痛，跌打瘀肿，内外疮疡，以及症瘕积聚等。现用于冠心病心绞痛、宫外孕、脑血栓形成、坐骨神经痛等属气血瘀滞、经络受阻者。

（3）血府逐瘀汤《医林改错》

组成：当归、生地各9g，桃仁12g，红花9g，枳壳、赤芍各6g，柴胡3g，甘草3g，桔梗4.5g，川芎4.5g，牛膝10g。

功用：活血祛瘀，行气止痛。

主治：胸中血瘀证。症见胸痛、头痛，日久不愈，痛如针刺而有定处，或呃逆日久不止，或干呕，或烦闷，或心悸怔忡，失眠多梦，入暮潮热，唇黯或两目黯黑，舌质暗红，或舌有瘀斑、瘀点，脉涩或弦紧。现代常用于冠心病、心绞痛、风湿性心脏病、胸部挫伤及肋软骨炎之胸痛，以及脑梗死、高血压、高脂血症、血栓闭塞性脉管炎、神经官能症、脑震荡后遗症之头痛头晕等证属血瘀气滞者。

2. 药物

（1）白芍、甘草

白芍味甘、苦、酸，性微寒，归肝、脾经。功效：养血敛阴，柔肝止痛，平抑肝阳。甘草味甘，性平，归心、肺、脾、胃经。本品入走太阴，补中益气、泻火解毒、润肺祛痰、缓急止痛、缓和药性。二药合用，酸甘化阴，共奏敛阴养血、缓急止痛之功。主治气血不和、筋脉失养所致下肢无力、拘挛、疼痛，腹中疼痛诸症，血虚头痛，三叉神经痛，以及胃脘痛、胃痉挛属胃气不降、腹气不行、中焦郁结者，还可用于妇人痛经属阴血不足、气滞血瘀者。

白芍、甘草合用，名曰芍药甘草汤，出自《伤寒论》。治腿脚挛急，或腹中疼痛。实验研究芍药苷草汤有镇静、镇痛、松弛平滑肌等作用。

(2)川楝子、延胡索

延胡索为罂粟科多年生草本植物延胡索的块茎。味辛、苦，性温，归心、肝、脾经。本药辛散温通，既能入血分，又能入气分，有活血、行气、止痛之功，善治一身上下诸痛，证属气滞血瘀者。

川楝子味苦，性寒，归肝、胃、小肠、膀胱经。本品苦能胜湿，寒可泻热，它既能疏肝泻热、解郁止痛，用于治疗肝郁气滞、肝胆火旺所引起的两胁胀痛、闷痛、脘腹疼痛，以及疝气疼痛，甚则痛引腰腹，又能杀虫、行气止痛，用于治疗肠道寄生虫病引起的腹痛等症。

延胡索以温通为主，川楝子以寒降为要，二药为伍，一寒一温，一降一通，相得益彰，可清热除湿、行气活血、理气止痛。主治肝郁气滞、肝胆火旺、气血寒热凝滞之胸、腹、胃诸痛，妇女月经不调、经行腹痛等症，还可用于疝气疼痛等。

川楝子、延胡索伍用名曰金铃子散，出自《活法机要》，治热厥心痛，或发或止，久不愈者。

(3)川楝子、泽兰

川楝子见川楝子、延胡索对药。

泽兰，味苦、辛，性微温，归肝、脾经。本品行而不峻，散不伤正，既能疏肝解郁、通经活血、祛瘀散结，用于治疗妇女经行不畅，经闭症瘕，产后瘀阻，跌打损伤，疮疡肿痛；又能芳香舒脾、行血消肿，用于治疗产后水肿、血虚水肿等。

二药合用一气一血，一寒一温，相互制约，相互为用，苦寒清热、辛温止痛之力益彰。主治肝郁不舒所致胁肋疼痛等症，以及月经不调、经闭痛经、产后瘀阻、症瘕诸症。

(4)郁金、制香附

郁金，味辛、苦，性微寒，归心、肺、肝、胆经。本品体轻气窜，其气先上行而微下达，入于气分以行气解郁，达于血分以凉血破瘀，为疏肝解郁、行气消胀、祛瘀止痛要药。香附味辛、微苦甘，性平，归肝、胃经。本品辛苦香燥。生品入药，能上行胸膈，外达皮肤；制后入药，可下走肝肾；炒黑入药，善行血分而润燥。香附为行气开郁之要药。它既能疏肝理气、行气止痛，用于治疗情志不遂所引起的消化不良、胸膈痞闷、呕吐吞酸、心腹疼痛、胁肋胀闷、乳房胀痛、疝气疼痛等症，又能疏肝理气、调经止痛，用于治疗肝郁气滞所引起的月经不调、痛经等症。二药合用，主治肝郁气滞、气血不和所致胁肋胀痛、刺痛、心下逆满、食后不消等症，还可用于慢性肝炎、肝硬化所引起的肝区疼痛等症。

三、便秘用药配伍

在治疗皮肤病时，经常遇到患者便秘，便秘可使痤疮等皮肤病加重。便秘原因很复杂，区别不同体质及病情，选用不同药物才能取得满意效果。遇到便秘患者不是首选大黄、芒硝、芦荟、番泻叶等泻药，而是细细辨明原因，辨证用药。下面列举几种常用的药物配伍，供大家参考。

1. 麸炒枳壳 6 ~ 10g，炒莱菔子 10g，用于脘腹胀满，大便黏滞不通，舌苔厚腻，有湿与食滞者。

麸炒枳壳，苦，辛，微寒，归脾、胃、大肠经。功用与枳实相同，但作用和缓。长于理气宽中，消胀除痞。主要用于治疗胸腹气滞所致痞满胀痛。脾胃虚弱者、孕妇慎用。

莱菔子，又名萝卜籽。本品晒干生用或炒用。炒用叫炒莱菔子。莱菔子味辛、干，性平。能消积导滞，降气消痰。本品生用，性善上升，服量较大时，能致恶心呕吐，临床生用较少。炒用时性善降，可用于降气化痰、消胀平喘。气虚无食积者慎用。两药均用炒制，辨证准确则效果显著。

2. 麸炒枳壳 6 ~ 10g，白术 10g，用于脾虚湿滞，舌质淡红，苔白，大便困难，但便下来并不干燥，腹胀痞满，食欲不振。

麸炒枳壳见麸炒枳壳、莱菔子配伍。

白术为菊科多年生草本植物白术的根茎，以浙江于潜所产品质最佳，故又名于术。本品味甘、苦、微辛，性温，归脾、胃经。有生、炒之别。生品入药，取其健脾之功而少燥性；炒后入药能增加燥湿之力。白术有健脾益气作用，配麸炒枳壳理气消胀除痞。两药相配一消一补，升清降浊，大便通畅而腹胀等诸症消退。当习惯性便秘较重时也可用麸炒枳实。古书中有许多关于枳实、白术配伍应用的记载，《金匮要略》枳术汤。治水饮停滞于胃，心下坚，大如盘，边如旋杯者。张洁古以白术60g、枳实30g组方，名枳术丸。治胃虚湿热，饮食壅滞，心下痞闷等症。《医宗金鉴》《张氏医通》及现代《施今墨对药》都讲述了枳实、白术伍用的法度及经验，值得我们认真学习。

3. 枳实6～10g，瓜蒌10～15g，用于胃脘痞满、胀痛、食欲不振、大便不利或便秘。

枳实苦温降气，善于破滞气、行痰湿、消积滞、除痞满；瓜蒌甘寒滑润，既能上清肺胃之热、化痰导滞，又能宽中下气、开胸散结、润燥通便之功。主治：胃脘痞满、胀痛、食欲不振、大便不利、便秘及胸痹等症。

4. 肉苁蓉15g，黑芝麻15g，女贞子15g，用于肝肾不足的习惯性便秘。

肉苁蓉又叫淡苁蓉、淡大云，味咸、甘，性温，归肾、大肠经。补肾助阳，润肠通便。本品色黑体润，能滋阴润燥、滑肠通便。黑芝麻味甘，性温，归肺、脾、肝、肾经。本品质润多脂，长于滋肾阴、养肝血、补脾气、益肺气、润肠燥、滑大便。女贞子味甘、苦，性平，归肝、肾经。能滋养肝肾、强健筋骨、乌须黑发。

三药配伍，肉苁蓉补肾助阳，偏于温润，黑芝麻、女贞子偏于滋肾阴。三药配伍增加滋补肝肾、润燥通便之力，用于肝肾不足的习惯性便秘及白发、斑秃兼便秘者。

5. 当归10g，肉苁蓉10g，用于体虚及产后血虚，津液不足，大便困难，排便无力，舌淡红，苔白。

当归味甘、辛，性温，归心、肝、脾经。既能补血调经、活血止痛，还能养血润燥、滑肠通便。肉苁蓉又叫淡苁蓉、淡大云，味咸、甘，性温，归肾、大肠经。本品色黑体润，能滋阴润燥、滑肠通便。两药配伍既养血又补肾，滋阴润燥，滑肠通便。

6. 生地黄15g，当归10g，白芍15～30g，用于阴血不足又偏热者，如年轻女性月经不调、便秘、面部长痤疮。

生地黄味甘、苦，性寒，归心、肝、肾经。可清热滋阴生津，凉血止血，兼有行散之力，滋阴不腻膈，止血不留瘀。。适用于热病伤阴，舌绛烦渴，血热妄行，斑疹吐衄，皮肤科出现血热红斑及皮下出血之症常用。

当归见当归、肉苁蓉配伍。

白芍味甘、苦，酸，微寒，归肝、脾经。有养血敛阴、柔肝止痛、平抑肝阳功效。

三药相配用于面部痤疮、脂溢性皮炎、酒渣鼻、白癜风、斑秃，伴月经不调、便秘者。服后大便通畅，皮疹减轻。

7. 决明子 10～15g，火麻仁 10～15g，瓜蒌仁 10～15g，常用于热结便秘。

决明子味甘、苦、咸，微寒，归肝、肾、大肠经，有清肝明目、润肠通便作用。

火麻仁味甘，性平，归脾、胃、大肠经。本品多脂体润，性质平和，功专滋养润燥、滑肠通便，为润下之要药。

瓜蒌仁味甘，性寒，归脾、胃、大肠经。本品质润多油，善涤垢导滞而润肠通便。

三药相配常用于银屑病、痤疮、酒渣鼻等皮肤病伴有目赤、目干涩、口苦便秘的患者。

8. 火麻仁 10～15g，郁李仁 6～10g，主要用于习惯性便秘，多见于老年人、妇女产后、体虚者。

火麻仁见决明子、火麻仁、瓜蒌仁配伍。

郁李仁味甘、苦，性平。归大肠、小肠经。本品体润滑降，具有滑肠通便缓泻之功。用于治疗大肠气滞、肠燥便秘。

火麻仁、郁李仁均为植物的成熟种子，都含有丰富的油脂，二药合用，润肠通便更强。

9. 橘红 6～10g，杏仁 6～10g，主治肺气不宣，大肠传导功能失调导致大便不畅或大便秘结。

橘红辛散温通，苦温降泄，功专行气健脾，燥湿化痰，消食宽中；杏仁苦温，质润多脂，能散能降，功擅宣肺平喘、化痰止咳、润肠通便。两药治便秘除本身质润多油，滑肠通便外，还能宣肺通大便。

10. 炙黄芪6g，紫菀6g，用于脾肺气虚便秘，排便乏力。多见于老年人及体虚之人便秘，尤其合并有咳喘者。

炙黄芪甘，微温，归肺、脾经。补脾肺益气升阳炙用较好。紫菀苦、甘，微温，归肺经。润肺下气，化痰止咳。润而不寒，补而不滞。

11. 白术10～30g，肉苁蓉10g，用于脾肾气同虚的慢性便秘，大便不干，排便无力、排不净，伴有面色㿠白、气短乏力，舌淡红，苔白。

白术见麸炒枳壳、白术配伍。

肉苁蓉见当归、肉苁蓉配伍。

《扁鹊心书·便秘》篇中记载：“老人气虚及妇人产后血少，致津液不行，不得通流，故大便常结。”

第三节　瘙痒的辨析及治疗

瘙痒是皮肤科常见的一种症状，是许多种皮肤病共有的一个症状，其他科疾病中也常常伴发瘙痒症状，临床必须认真分析，仔细辨别才能达到预期的止痒效果。

常见的瘙痒有全身痒、局部痒、特殊部位的痒。除季节原因外，一些属于干性皮肤的人群更容易发生皮肤瘙痒，尤其是老年人，由于新陈代谢减慢，皮脂分泌减少，遇到气候干燥时更易出现瘙痒症状，不同的瘙痒有不同的原因，务必引起重视。

一、因其他疾病引起的瘙痒及治疗

1. 因其他疾病引起的瘙痒

(1)糖尿病引起的瘙痒：有糖尿病的人比常人瘙痒发病高近10%，初起多发生于腋下、腹股沟等皱褶部位。糖尿病人由于胰岛素的绝对或相对的缺乏，引起全身糖、脂肪、蛋白质、维生素、电解质及水代谢紊乱和酸碱平衡紊乱，当患者在易饥多食的情况下，吃进的大量碳水化合物得不到胰岛素的分解，糖分未能充分利用，大量的糖分刺激皮肤，引起皮肤瘙痒；高糖状态下，微生物易在皮肤繁殖，造成皮肤感染伴发皮肤瘙痒；糖尿病的微血管病变、末梢神经病变、营养障碍、自主神经病变等皆可造成皮肤瘙痒。研究表明，长期的高血糖状态使皮肤表层细胞发生脱水效应、皮肤微循环异常引起缺血缺氧、糖代谢失常，造成细胞膜功能障碍以及神经功能紊乱使皮脂腺、汗腺分泌异常等，这些原因都可以降低皮肤抵抗力并刺激皮肤神经末梢，最终引起皮肤瘙痒症的发生。因此，如有糖尿病的家族史的瘙痒患者，一定注意监测血糖。由于糖尿病的患者机体免疫等原因，机体杀灭细菌与真菌的能力减低，一旦发生皮肤瘙痒，抓破后容易继发感染。

（2）甲状腺功能亢进引起的瘙痒：一般多发四肢痒。由于甲状腺素升高，机体新陈代谢加快，体温升高，出汗增多，精神紧张，细胞中释放出组胺等炎症介质刺激皮肤，导致皮肤瘙痒、潮湿，常伴有体重减轻、消瘦。

（3）甲状腺功能减低引起的瘙痒：多发生在小腿胫前皮肤瘙痒。由于甲状腺功能减退（甲减）患者新陈代谢减慢，机体皮脂腺、汗腺分泌减少，导致皮肤干燥瘙痒、苍白、温度低，常伴有表情淡漠、虚肿、疲劳等。

（4）肝胆疾病引起的瘙痒：肝胆系统与皮肤的关系十分密切，既可以因肝脏的合成、排泄或调节功能的异常而导致皮肤病的发生，如黄疸、瘙痒、色素异常和指甲、毛发的改变，又可以因患皮肤病而引起肝脏功能的异常。因此，皮肤上的许多表现，要警惕可能是肝胆病的先兆。据统计，成人病毒性肝炎40%有瘙痒，50%原发性胆汁性肝硬化在早期具有诊断价值的症状也是瘙痒。

在肝胆疾病中，瘙痒是最常见、最痛苦的症状之一。痒感的程度，有的是暂时性瘙痒，有的则是严重持续性瘙痒，常常导致睡眠障碍。有人发现这种痒主要与胆盐的潴留有关，胆盐的毒性很强，体外实验表明，胆盐能使溶酶体破裂，释放蛋白分解酶，刺激皮肤而引起瘙痒，因此，普遍认为胆盐是强有力的致敏原。

此外，各种肝病导致的胆汁瘀积，胆汁酸代谢异常，胆汁酸盐升高不能正常排到肠道，常引起手足心刺痒，一般不出现皮疹，遇热及夜间加重，当疾病进展时会全身痒，甚至皮肤变黄。

(5)尿毒症引起的瘙痒：尿毒症患者常出现后背痒。肾病患者开始往往是后背痒，到疾病晚期由后背变为全身痒，呈持续性、对称性。尿毒症患者中70%的人患有瘙痒，因尿毒症患者排尿困难，尿中的废物毒素留在体内刺激皮肤引起皮肤干燥、瘙痒。

(6)肿瘤引起的瘙痒：肿瘤可引起全身剧烈瘙痒，如淋巴瘤会引起全身瘙痒，无皮损，瘙痒范围大，一般的止痒药无法止痒，如霍奇金淋巴瘤；血液肿瘤，如儿童白血病常伴高烧、瘙痒；胰腺癌也会引起痒。

(7)妊娠性瘙痒：通常发生在两个时期：其一，发生在受孕后的3~4个月，病变多在胸背、上臂和股部；其二，发生在妊娠期的最后2个月，尤其多见于临近分娩的前2周内，这个时候的痒感主要集中在腹壁妊娠纹处，偶尔蔓延全身。因剧痒而搔抓，在皮肤表面常能见到抓痕、血痂和状如席纹样的肥厚。引起上述瘙痒的原因，有人认为可能是妊娠时的瘀血导致。这里应当注意，尽管妊娠性瘙痒的发生率约占孕妇的2%，分娩后3周内不治也可自行消退，仅留下暂时性色素沉着，但是这种痒感在以后的各次妊娠中仍会再发。

2. 其他疾病引起的瘙痒治疗

(1)积极治疗原发病，如控制血糖、纠正甲状腺素水平，积极治疗肝、胆、肾病等原发疾病。

(2)发生于腋下、腹股沟等部位的瘙痒，可外涂痱子粉、爽身粉保持局部干燥,也可适当外涂薄荷膏等清凉止痒的药膏。忌搔抓，抓破皮肤会引起皮肤屏障功能受损。

(3)瘙痒症患者洗澡时水温不宜过烫，以不超过39℃为宜，外用药膏不要用含酒精类的药品，皮肤干燥者，可适当选润肤剂。润肤剂尽量选不含防腐剂，且无色无味的，因防腐剂含有对人体有害的甲醛，香精中的气味能使人致敏。涂抹润肤剂时，建议刚洗完澡后涂，可以补充机体丢失的水分和油脂。

(4)光疗：对于严重的瘙痒症患者，可在医生指导下用窄谱中波紫外线(UVB)照射，或用家用小的光疗仪。中波紫外线可以使表皮、真皮之间的免疫细胞被抑制，达到休眠状态，从而起到止痒作用。

二、特殊部位瘙痒的原因

1. 头皮痒

有人推测头皮痒的发生，主要是由于皮脂的大量溢出和化学成分的改变。其表现：一方面由于皮脂溢出而有利于糠秕孢子菌的繁殖、生长，进而侵犯头皮而发生瘙痒；另一方面外溢的皮脂在非致病微生物的作用下，分解出游离的脂肪酸，刺激头皮也能引起瘙痒。此外，精神因素、饮食习惯、嗜酒、B 族维生素的缺乏，还有某些先天性疾病、肾上腺肿瘤、乳癌等都能引起头皮痒的发生。

头皮痒在许多疾病中都有，如石棉状糠疹、脂溢性皮炎、头部银屑病、婴儿湿疹、白癣等。

中医学将头皮痒统称“头风白屑”或“白屑风”，造成这种多屑而痒的原因，传统认识多与风热外邪侵袭肤腠毛孔有关。治则祛风、清热、润燥。同时配合透骨草30g，薄荷30g，皂角15g，侧柏叶30g，加水适量，煎沸取汁待温洗头，每周1～2次，有去屑止痒、除脂护发的作用。

2. 耳痒

耳分外耳、中耳和内耳三部分。耳痒经常发生在外耳道。中医学认为，耳为肾窍，肾气通于耳，肾和则肾能闻五音。凡耳病，包括耳痒在内，都应从肾论治，不能仅仅当作火邪或外邪来论治。

耳痒常见有三种情况：①耳内潮湿发痒，掏之有少许黏稠状分泌物，缠绵难愈，这是肝经湿热上壅所致；②耳内突然干痒，掏之略减，隔段时间，痒感复发，这是风火上乘的缘故；③耳内奇痒难忍，必须掏抓出血才住手，常因肾虚风毒上攻所致。

3. 眼睑痒

眼睑分上下两睑，为眼球的保护器。眼睑痒主要指发生在眼睑部位的睑缘炎，俗称烂眼边。本病多数因风沙、烟尘，其次是沙眼、慢性泪囊炎等的刺激，致使眼睑干痒，自觉刺痛。

睑缘炎因致病因素不同，病变部位各异，临床分为三类：①鳞屑性睑缘炎：由葡萄球菌感染所致，在睫毛间有散在性白色鳞屑，剥除鳞屑后显露轻度充血；②溃疡性睑缘炎：致病因素和鳞屑与前者相同，但睑缘红肿、肥厚、结痂，剥去痂皮能见到小脓点和溃疡，日久睑缘瘢痕收缩，有形成倒睫或睑外翻的可能；③湿疹性睑缘炎：因泪水外溢，使睑缘经常潮湿而发生湿疹和糜烂。

4. 鼻痒

鼻由外鼻、鼻前庭、鼻腔和鼻窦四部分组成。在鼻腔和鼻窦的黏膜内，有丰富的血管、神经和分泌腺等。当外界寒热不均的空气、灰尘、烟雾和有刺激性的气体吸入鼻腔，刺激鼻黏膜后，常能导致鼻痒发生。

中医学认为，引起鼻痒的常见原因，一是风寒或风热外邪的侵袭，二是湿热上熏。前者多见于感冒，后者多属于小儿疳疾。此外，在鼻前庭和鼻翼两侧发红、瘙痒，亦应予以分辨。

大凡风寒所致鼻痒，兼有鼻塞声重，骨节酸痛，治则温散，选用葱豉汤；风热所致鼻痒，兼有发热、咽干，治则辛凉，选用银翘散。小儿疳疾见鼻内作痒，时用手挖，形瘦腹胀，治用调胃，选用六君子汤；鼻前庭赤痒或鼻翼湿烂、发红、奇痒，搔抓有少许渗液，兼有手足心热，毛发焦枯，治则清热化湿，选用五福化毒丹。

5. 唇痒

口唇由口轮匝肌所围绕，其外有皮肤覆盖，其内有黏膜，因而，唇红区是皮肤与黏膜交界部位，内面分布着丰富的血管、神经网、皮脂腺和混合腺体。唇痒的发生主要与刺激因素有关，特别是口唇化妆品和刺激性食物。

中医学认为，唇为肌肉之本，脾气精华比较集中地反映在口唇上。从唇的色泽和局部形征，不仅能测知疾病的深浅，而且还能推测致病的某些因素。《严氏济生方·口齿门》曰："唇者，脾之所主……盖风胜则动，寒胜则揭，燥胜则干，热胜则裂，气郁则生疮，血少则沉而无色。治之之法，内则当理其脾，外则当敷以药，无不效者矣。"比如：湿病则唇肿，风病则唇瞤，寒病则唇揭，热病则唇皱，燥病则唇裂，火病则唇痒，气病则唇麻，血病则唇木等。

唇痒因火致病居多，但在治疗中又不可过用凉药，需在清法之中，兼顾辛散，选用泻黄饮子(白芷、升麻、黄芩、炒枳壳、防风、姜半夏、金石斛、甘草)。与此同时，酌情内服B族维生素，在饭后和睡时局部外涂甘草或紫草润唇膏，其效果才能相互彰益。

6. 手足掌跖痒

手足掌跖痒，俗称手脚瘙痒。手和足是劳动与活动的主要器官，每天要接触种类繁多的物质，但由于人类本能的保护，很少造成包括瘙痒在内的损伤。

首先简要谈一下小汗腺在人体上的分布。成人皮肤有

200～500万个小汗腺，平均1平方厘米有143～339个，而手足掌跖的每1平方厘米约有620个。小汗腺的活动受交感神经的支配，当人情绪紧张，汗腺分泌活动增强，大量的汗液要排出体外，但在掌跖部位遇到坚实而较厚的角质层所阻挡，于是在手足掌跖对称性发生深在性水疱，疱液清亮无色，加上汗液内含有多种有机物，如乳酸、尿酸等刺激皮内感受器，造成奇痒和烧灼的感觉。尤其在春末夏初，部分人会出现手脚痒的钻心。

简易的预防方法：首先要避免情绪波动，减少出汗，可选用王不留行30g，明矾9g，水煎取汁，待温，泡手足，可收敛止汗止痒。

7. 外阴瘙痒

妇女外阴是各种原因引起瘙痒的常发部位。女阴瘙痒的因素，大致分全身性和局限性两大类。全身性因素包括精神因素、糖尿病、淋病、尿失禁、子宫脱垂、宫颈癌等，其他因素包括白带刺激、阴道滴虫、白念珠菌、卫生纸、避孕药、灌洗剂、紧身裤、橡皮带等，都能导致女阴瘙痒的发生。

病变的部位主要集中在大阴唇和小阴唇，但阴阜、阴蒂及阴道黏膜亦常有痒感。由于剧烈瘙痒而难以自控地不断搔抓，使之局部皮肤肥厚、糜烂、浸渍以致皲裂，给患者精神造成极大的负担。女阴瘙痒只要找出原因，对症治疗，通常是可以治愈的。

8. 肛门瘙痒

在成年人和儿童中都时有发生，是一种很普通的皮肤病。一般认为，引起肛门瘙痒的原因不外乎蛲虫、痔核、肛瘘及前列腺炎，其实还有许多因素，都能造成肛门瘙痒。如突然出现剧烈的肛门瘙痒，至于病人非要将肛周皮肤抓破出血不可，这是一种精神性肛门瘙痒，主要发生在自卑情绪和焦虑状态的精神及神经疾病患者。在检查肛门时，若发现白色浸湿的表皮和皲裂，这种肛门瘙痒很可能是真菌引起，应重视腹股沟、趾与甲的真菌检查。若在肛周发现境界清楚的浸润性皮疹，同时在其他部位也有银屑病的典型损害，应考虑银屑病所致肛门瘙痒。此外，男性淋病的肛门痒、肠阿米巴病的肛门痒、阴虱引起的肛门痒，特别是恶性病变引起的肛门痒，都必须分别予以彻底检查，不应有所忽略。

不管引起瘙痒的原因有哪些，但必须注意仔细进行肛门清洁，适当加以内服与外涂药，多数肛门瘙痒是可以获得有效的控制。

9. 阴囊瘙痒

阴囊瘙痒多见于阴囊湿疹，较之前面所述的女阴瘙痒和肛门瘙痒要少见一些。阴囊湿疹与精神紧张、压力大、过敏等因素有关，瘙痒严重者可选用抗组胺类药物治疗。中医认为肝经湿热所致，可选用龙胆泻肝汤加减。

三、皮肤科疾病瘙痒的原因

1. 风痒

痒的部位，通常发生在头面、耳、鼻等处，甚至遍及全身。痒感颇重，以致难以忍受。偏于热，痒感常是突然发生，常伴针帽至粟米大小的红色丘疹，搔破则有少许鲜血渗出，随破随收，结有血痂，很少有化腐现象。遇热瘙痒更剧，遇凉稍有缓解。偏于寒，痒的部位主要在头面、耳廓和手足等暴露处。其痒感发生有一定的季节和时间性，一年之中，冬重夏轻；一天之内，早晚气温偏低时较之中午气温偏高时痒感要重得多。在皮肤上还能见到错综交织如网的白色搔痕、淡红色丘疹、风团等。

2. 湿痒

痒的部位主要在下肢、阴囊、女阴和趾缝处。皮疹以丘疱疹、水疱、黄痂、糜烂为主，自觉浸淫作痒，搔破则有较多的滋水溢出，渗出糜烂，浸淫四窜并越腐越痒，越痒越腐，常缠绵难愈。兼有热邪则皮肤焮红，略有肿胀，瘙痒并重；兼寒邪则皮肤肥厚，状如牛领之皮、肤色暗红或紫红。

3. 虫痒

痒通常发生在指(趾)缝、肛门、前阴和少腹以及乳房皱襞等处，个别严重时痒感也可传遍全身，因虫常在夜间爬行，故虫痒一般多发生在夜间，搔破有淡黄色滋水溢出，具有较强的传染性。诚如陈实功所说："湿火混化为虫……传遍肢体。"

4. 热痒

痒无定处，时而在头面，时而在肢体。其皮疹以红色丘疹、红斑为主，多数成播散性分布，部分融合成片。自觉灼热刺痒，状如芒刺针扎，搔破表皮鲜血渗出，结有血痂。偶尔也可化腐生脓，酿成疖肿。

5. 燥痒

在秋冬之间，或者老年人或者温热病后，阴血内守或阴虚血亏，生风化燥，症见皮肤干燥发痒。其痒感往往时轻时重，呈阵发性发作，搔后有细碎糠秕状鳞屑脱落。

6. 毒痒

《诸病杂源论》说："凡药有大毒，不可入口、鼻、耳、目，否则淫痒不止，甚则毒攻脏腑。"其皮疹以弥漫性水肿性红斑为主，其次还可以发现红色丘疹、风团等。此外，患疔疮、痈疽初期，其疮顶亦有奇痒感觉，系毒热未聚的征兆。

7. 食痒

凡食鱼、虾、蟹之类动风之物，还有吃牛、马、猪、羊、鸡、狗等肉食，食多则难消磨，故发食痒，表现在皮肤上常有地图状红色风团、水肿性红斑、丘疹和大小不等的水疱、血性疱等，自诉心烦意乱、剧痒。若不及时治疗，还会出现毒气内攻，导致呕吐、下利、精神困倦等全身症状。

8. 瘀痒

痒感发作时，不抓破皮疹直至乌血溢流不能止痒。皮疹为暗红色丘疹、结节，有的散在性分布全身，有的凝聚结块，深入肤内，有的融合成片，状如席纹。

9. 虚痒

全身瘙痒不止，如虫行皮中。兼血虚则皮肤干燥，痒感在夜间尤重；兼气虚则不耐六淫外邪，在寒热变迁时，均可明显诱发或加重瘙痒；兼阳虚则痒感多发生在秋末冬初，以中、老年男性多见；兼阴虚则干燥不休，皮肤干枯而不润泽，搔后有较多的细小鳞屑脱落。

四、皮肤科疾病瘙痒的治疗方法

1. 祛风止痒

方书云："诸疮宜散。"药用菊花、防风、羌活、苍耳子。偏于热加丹皮、牛蒡子、浮萍、连翘、薄荷，偏于寒加麻黄、桂枝、独活、白芷、细辛、威灵仙等。菊花性味清凉，善解头目风热，热除则痒止；防风气味俱薄，性浮达表，《本经》上"大风"冠于句首，说其治风必不可少；羌活治游风，主表，甄权赞其能治"多痒"；苍耳子疏散宣通，上达巅顶，下走足膝，内通骨髓，外透皮肤，故历代医家认为本品是治疗遍身瘙痒的要药。偏于热加辛凉之品，如浮萍、薄荷、牛蒡子等，皆能入肺达表皮，散风止痒；酌加清热凉血的丹皮、生地、连翘凉血清心，以断风热内炽的后路，更助祛邪止痒之功。偏于寒加辛温之品，如麻黄、桂枝、细辛、独活、威灵仙等。其中麻桂相配，发汗散寒以止痒；细辛辛温，入肺、肾两经，善祛表皮内风湿淫痒，因而，凡属某些风寒沉冷之痒，用之颇效；威灵仙性急善走，可导可宣，是治疗风寒夹湿所致瘙痒的常用之品，不论内服、外洗均有显效。

2. 理湿止痒

皮肤病的发病与湿邪的关系密切，因而祛除湿邪是皮肤病治疗的重要内容，故祛湿法是皮肤病治则中重要组成部分。根据其合邪的不同，感受毒邪程度的不同，临床常分为清热利湿法、健脾化湿法、滋阴除湿法、祛风胜湿法等。

用于治疗皮肤瘙痒主要有以下几类药物。

芳香化湿：药用藿香、佩兰、薏苡仁、苍术等。

清热利湿：黄芩、龙胆草、茵陈、车前草、木通、白鲜皮等。

健脾化湿：脾虚失运，水湿内停，泛于肌肤导致瘙痒。常用药物如党参、茯苓、白术、白扁豆、生薏仁、泽泻、陈皮、厚朴等。

祛风除湿：湿热内蕴，外受于风。常用药物如防风、荆芥、蝉衣、浮萍等。

滋阴除湿：渗水日久，伤阴耗血，或久用苦寒燥湿而致伤阴。常用药物如生地、玄参、当归、丹参、茯苓、泽泻等。

3. 杀虫止痒

分内服与外用两大类。内服驱虫、杀虫仅用于肠道寄生虫蛔虫、绦虫等，常用药有使君子、槟榔、雷丸、榧子、南瓜子。外用杀虫止痒药颇多，如蛇床子、雄黄、川槿皮、藜芦、枯矾、硫黄。为了充分发挥其杀虫止痒作用，必须选择恰当的剂型。

4. 清热止痒

主要指邪在气、营之间，外透，邪易走表，痒感更重；内凉，引邪入里，或留滞不去，痒亦难除，惟用清法较为合适。药用生石膏、知母、寒水石、玄参、黄芩、黄连、犀角、龙胆草、连翘。热重则加山栀、野菊花、蒲公英、金银花、地丁;热夹湿则加黄檗、车前子、萆薢、海金沙、金钱草;热而夹风则加青蒿、蝉衣、木贼草、青葙子、桑叶等。不过，在具体应用中要注意各自的大同小异：大凡偏清心热用水牛角、黄连、连翘,偏肝热用龙胆草,偏清肺热用黄芩,偏胃热用生石膏、寒水石,偏清肾热用知母、玄参。对于性味苦寒较重的黄连、龙胆草、山栀之类，一要用量轻，唯恐戕伤生发之气;二要炒用，以减轻苦寒之性，并要顾及病人嫌苦，难以下喉之虑。

5. 润燥止痒

燥痒虽有内伤阴血，外受燥邪所袭之殊，但润燥止痒的根蒂乃在肝、肾两脏。常用制何首乌、天门冬、麦门冬、山药、沙苑子、枸杞子、干地黄、百合、合欢皮、钩藤、龙眼肉、东阿胶、白芍、地骨皮、夜交藤等。据笔者体会，润燥止痒中，山药、合欢皮、东阿胶三药更应多加探索。山药，诸书皆云补脾胃的佳品，唯《别录》谓其主治“头面游风”,《本草纲目》也说“润皮毛。”可见，山药确是润燥止痒的上品；合欢皮(花)解郁，活血止痒，对妇人燥痒用之多验;东阿胶为补血养阴要药，对男女阴血耗伤所致瘙痒尤为适合。

6. 解毒止痒

热毒用金银花、地丁、蚤休,偏于疫毒用紫草、板蓝根、马齿苋等。

7. 消食止痒

暴食鱼、虾、蟹动风发物，胃难磨腐，酿致食毒发痒。常用药有蒲公英、苏叶、胡黄连、神曲、广木香、山楂、乌药、谷芽、麦芽、鸡内金、生大黄、陈皮等，其中苏叶、陈皮偏于解鱼腥之毒,山楂、鸡内金偏消肉积,二芽和中消食。食消毒解，皮肤发痒也就随之消除。

8. 化瘀止痒

气滞血瘀，凝聚结块，使之经气不畅而痒。瘀而兼热用生地、蒲黄、丹皮、桃仁、大蓟、茜草、地榆、丹参、赤芍、郁金、益母草、败酱草,瘀而兼寒用三七、当归、乳香、泽兰、川芎、石菖蒲、皂刺、王不留行、刘寄奴等。益母草,《本经》谓其“主瘾疹”,凡瘙痒于血瘀兼热，或月经不调而致的本品确为良药；乳香，《别录》谓其主“瘾疹痒毒”，可用于结节性痒疹，水煎内服，或临用研末掺在普通膏药中心，外贴患处，2～3 天换一次，常有散结止痒之效。若配皂刺、穿山甲，功效更速。

9. 补虚止痒

方书谓：“诸痛为实，诸虚为痒。”因虚致痒并不少见。用补虚以止痒，要分清阴、阳、气、血虚的不同而施治，较为贴切。偏于阴虚用石斛、天门冬、麦门冬、沙参、干地黄，其中沙参甘淡而寒，专补肺气，清肺火，故对阴虚内热所致身痒最宜；偏于阳虚用黑附块、肉桂、补骨脂、山萸肉、沉香、巴戟天、淫羊藿、仙茅，其中沉香、炒杜仲性沉而降，善治男女阴下湿痒，淫羊藿、山萸肉、仙茅强阳益气，用于真阳不足的老年性皮肤瘙痒症，功效颇良；偏于气虚用黄芪、山药、白术、党参、冬虫夏草、甘草、人参，参、芪、草三味同用虽为退虚热的圣药，更是治中气不足之人瘙痒的佳品；偏于血虚用熟地黄、阿胶、桑葚子、制何首乌等。首乌不寒不燥，为滋补良药，功在地黄、天冬之上，故凡血虚发痒皆可用之。

此外，历代本草记载虫类药、鳞介类药，如蜈蚣、全蝎、僵蚕、羚羊角、蜂房、乌梢蛇、白花蛇、玳瑁、龟板、鳖甲、水蛭等，皆为清热解毒、息风止痒之品。特别是对风毒顽痒，用之恰当，效如桴鼓，并为临床所证实。不过，亦有部分患者服后，痒感不但不止，反有加重的现象。因此，笔者在临床应用上述诸药时，往往要询问三点：一问平素吃鱼、虾、鸡之类食品，皮肤有无反应；二问以往是否用过虫类或鳞介类药，效果如何；三问初诊小剂量用后，痒感是减轻还是加重。总之，尽量做到药贵在精、药贵在对症是十分要紧的。

第五章　几种常见皮肤病的中医治疗

第一节　白癜风

本病是一种常见的色素脱失性皮肤病。病因尚不明，在遗传和环境因素共同作用下，在多种内外因素激发下，导致免疫功能改变、神经精神及内分泌代谢异常等，从而导致络氨酸酶系统抑制或黑素细胞破坏，最终引起皮肤色素脱失。

本病相当于中医的“白癜”“白驳风”。隋代《诸病源候论》中记载：“面及颈身体皮肉色变白，与肉色不同，亦不痒痛，谓之白癜。”《医宗金鉴·外科心法》记载：“此病自面及颈项，肉色忽然变白，状类斑点，并不痒痛。若因循日久，甚至延及遍身。”

一、病因病机

情志内伤，肝气郁结，气机不畅，复感风邪，搏结于肌肤，以致局部气血失和，发为本病。

二、临床表现

皮损为大小不等的、局限性的、边缘不规则的白色斑片，数目不定，大小不一，界限清楚，无炎症及皮屑，边缘可有色素沉着，患处毛发可变白。皮损全身各部位均可发生，尤以指背、腕、前臂、面、颈、生殖器及其周围，一般不发生于黏膜。分为局限型、散发型、泛发型、肢端颜面型与节段型五种。

三、辨证论治

1. 肝郁气滞型

主症：皮肤出现大小不一、形状不规则的白斑，伴胸胁胀痛，心烦急躁，夜寐不安。舌质淡红或瘀斑，苔薄白，脉弦。

治则：疏肝理气，养血和血。

方药：逍遥散加减。

当归 10g，柴胡 6g，白芍 10g，白蒺藜 10g，郁金 10g，牡丹皮 10g，栀子 10g，陈皮 6g，薄荷（后下）5g，醋香附 10g，黑豆皮 15g，首乌藤 15g。

2. 气滞血瘀型

主症：白斑局限或泛发，自觉皮肤干燥，病程持久，或有跌扑外伤史，伴胸胁满闷，善长太息，局部刺痛，妇女经行不畅，舌质暗有瘀斑，脉弦涩。其发病和进展常与思虑过度、精神抑郁有关。

治则：活血化瘀，疏风通络。

方药：通窍活血汤加减。

赤芍 10g，川芎 6g，炒桃仁 10g，红花 5g，白芷 10g，补骨脂 10g，浮萍 10g，白蒺藜 10g，白芍 10g，生地 10g，黑芝麻 15g，柴胡 6g，麸炒枳壳 10g，桔梗 10g。

血虚者加当归、生熟地，肾虚者加沙苑子、制何首乌，阴虚加女贞子、旱莲草，妇女经行不畅加益母草、泽兰。

3. 肝肾不足型

主症：发病时间较长，或有家族史，白斑局限或泛发，静止而不扩展，斑色纯白，境界清楚，斑内毛发变白，常伴头晕、耳鸣、失眠健忘，腰膝酸软，舌红、少苔，脉细无力。

治则：滋补肝肾，养血祛风。

方药：六味地黄丸加减。

茯苓 10g，牡丹皮 10g，当归 10g，生地 15g，枸杞子 15g，山药 10g，山萸肉 10g，白芍 10g，白蒺藜 10g，丹参 10g，首乌藤 15g。

四、外治法

1. 10%～30%的补骨脂酊外用。

2. 红花补骨脂酒

补骨脂、菟丝子、白蒺藜各 10g，红花 6g，上药浸于 60°烧酒 120mL 中，1 周后取汁外搽患处，每日 1～2 次。

3. 皮损局限者，可采用火针及拔罐治疗，308 准分子光或 308 准分子激光局部照射，皮损广泛者可联合全身 UVB 照射治疗。

五、预防及护理

1. 凡使用外用药引起红斑、水疱者应暂停使用外用药。

2. 保持心情舒畅，劳逸结合，避免熬夜，积极配合治疗，愈后巩固治疗一段时间有助于防止复发。

3. 忌食辛辣刺激性食物。

4. 避免外伤，以防引起同形反应。

第二节　痤疮

寻常痤疮是一种毛囊、皮脂腺的慢性炎症性皮肤病，好发于青年男女的面部、胸背部，可形成黑头粉刺、丘疹、脓疱、结节囊肿等损害，常伴有皮脂溢出。青春期过后大多自然痊愈或减轻。现代医学多数认为与雄激素、皮脂腺和毛囊内微生物密切相关。青春发育期雄激素分泌增多，皮脂腺合成和排泄皮脂增多，并能使毛囊漏斗部角化增殖，造成毛孔堵塞，形成脂栓即粉刺。毛囊内存在的痤疮棒状杆菌等分解瘀滞的皮脂，产生游离脂肪酸，后者有致炎作用，使毛囊壁损伤破裂，粉刺内容物进入真皮，出现炎症性丘疹或脓疱、结节、囊肿等损害，遗传、饮食、胃肠功能、环境因素、化妆品及精神因素与发病有关。

中医称之为“肺风粉刺”“面疱”，俗称“青春痘”。清代《医宗金鉴·外科心法要诀》认为：“此证由肺经血热而成。每发于面鼻，起碎疙瘩，形如黍屑，色赤肿痛，破出白粉汁。宜内服枇杷清肺饮，外敷颠倒散。”

一、病因病机

1. 肺热血热

面部皮肤主要由肺经和胃经所司。《素问·五脏生成篇》说：“肺之合皮也，其荣毛也。”素体阳热偏亢，肺热及血热瘀滞肌肤。

2. 胃肠湿热

过食甜食、辛辣、油腻之品，生湿生热，结于肠中不能下达，肺与大肠相表里，大肠积热，上蒸于肺，面生粉刺、丘疹、脓疱。

3. 痰瘀互结

肾阴不足，肺胃血热，日久煎熬津液为痰；阴虚血行不畅为瘀。痰瘀互结于面部而出现结节、囊肿和瘢痕。

4. 冲任不调

肝肾同源，肾阴不足，肝失疏泄，肝经郁热，可使女子冲任不调。冲为血海，任主胞胎，冲任不调，则血海不能按时满盈，以致女子月事紊乱和月经前后面部粉刺增多加重。

二、临床表现

多发生于青春期男女，发生部位以颜面为多，亦见于胸背上部及肩胛部、胸前、颈后、臀部等。初起为较多分布与毛孔一致的小丘疹或黑头丘疹，周围色赤，用手挤压，有米粒样白色粉汁。有时顶部发生小脓疱，有的可形成结节、脓肿、囊肿及瘢痕等多种形态的损害。油性皮脂溢出往往同时存在。

三、辨证论治

1. 肺热、血热型

主症：颜面潮红，粉刺灼热、疼痛，或有脓疱，心烦口渴。小便短赤，大便秘结。舌红、苔薄白，脉数。

治则：凉血清热。

方药：枇杷清肺饮加减。

枇杷叶10g，桑白皮10g，黄芩10g，生山栀10g，金银花10g，白花蛇舌草30g，赤芍10g，生地15g，连翘10g，生甘草3g。

加减：有脓疱加蒲公英15g、地丁15g，加强清热解毒功效；口臭加生石膏30g，栀子10g，清胃热，通利三焦；便干加草决明10g，清热通便，使热下行。

2. 肠胃湿热型

主症：皮疹红肿疼痛，伴口臭，便秘溲赤，纳呆腹胀。舌红，舌苔黄腻，脉滑数。

治则：清热，化湿，通腑。

方药：黄连解毒汤加味。

茵陈10g，生山栀10g，黄芩10g，黄檗6g，生大黄(后下)6g，白花蛇舌草30g，薏苡仁15g，车前草15g，黄连6g，生甘草3g。

也可用凉膈散加减。

3. 痰热瘀结型

主症：皮疹暗红或色紫，个别皮损疼痛明显。以脓疱、结节、囊肿、瘢痕为主，伴口干、大便干结。舌红或暗红有瘀点、苔腻，脉滑。

治则：清热和营，化痰散结。

方药：桃红四物汤加减。

桃仁10g，红花5g，生地10g，赤芍10g，浙贝母10g，元参10g，当归10g，金银花15g，连翘10g，皂角刺6g。

4. 冲任不调型

主症：痤疮的发生与加重与月经周期有明显关系，心烦易怒，月经不调，乳房胀痛，大便干结。舌红、苔微黄，脉弦细或细数。

治则：疏肝养血，调理冲任。

方药：逍遥散加减。

柴胡10g，白芍10g，丹皮10g，栀子10g，茯苓10g，郁金10g，制香附10g，黄芩10g，玫瑰花5g，天花粉10g，菊花10g，薄荷5g。

5. 肾阴不足证

主症：午后及夜间丘疹颜色加重，晨起减轻，手足心热，心烦，舌体瘦，暗红、苔薄黄。脉细数。

治则：滋阴补肾清热。

方药：六味地黄汤加减。

生地15g，牡丹皮10g，茯苓10g，泽泻10g，山药10g，地骨皮10g，知母10g，黄檗8g，桑白皮10g，女贞子10g，旱莲草10g，菊花10g，黄芩10g。

四、外治法

1. 用颠倒散洗剂外搽

2. 离子喷雾法

采用喷雾方式治疗，药液通过离子喷雾器以离子状态渗透皮肤进入体内，改善血液循环，有利于药物吸收，增强药效；同时蒸汽喷雾可使皮肤表面升温，使皮肤毛孔开放，起到疏通腠理、解毒止痒的作用。

3. 中药面膜法

患者取仰卧位，先用洗面奶彻底清洗面部，再用离子喷雾器熏蒸面部10～15分钟，使面色潮红、毛孔张开，再用消毒棉球擦拭面部，用痤疮针清除面部痤疮内的皮脂栓及脓液，有脓头者，用无菌针头挑出脓头，并用粉刺针按压出脓栓，清理完毕后将调好的中药——痤疮净粉（石家庄市中医院皮肤科科研方：生大黄、黄芩、土茯苓、牡丹皮等研末），用凉白开水调成糊状涂于面部，继用温热水将石膏面膜粉调制成糊状，均匀涂于患者面部，待面膜干后（约40分钟），用温热水洗净，每周1次，4次为1个疗程。

4. 刺络拔罐法

取背部大椎穴，常规消毒，以一次性使用无菌针灸针在大椎穴及后背夹脊穴处点刺，然后用闪火法在点刺处拔罐。

5. 中药熏蒸法

金银花15g，丹皮15g，土茯苓15g，水煎成100mL药液注入熏蒸器中熏蒸患部，每次20分钟，每周治疗1～2次。

6. 刮痧疗法

用刮痧板于背部五脏腧穴处进行刮痧。

7. 火针疗法

皮肤常规消毒，毫针在酒精灯上烧红，垂直快速点刺皮损中央，病变部位小者点刺1下，大者可点刺2下，但每个部位不超过3次，点刺深度不超过2mm；有囊肿者，用棉签轻轻挤出囊内物，行针速度0.5秒/次，隔日1次，3次为1个疗程。

五、预防及护理

1. 注意保持面部清洁。

2. 禁止用手挤压局部皮疹，以免引起继发感染，或留下凹陷性瘢痕。

3. 少食油腻、辛辣及过甜食品，多吃新鲜蔬菜、水果，保持大便通畅。

4. 避免熬夜。

第三节　带状疱疹

中医称带状疱疹为“蛇串疮”，又称为“蜘蛛疮”“缠腰火丹”，是由水痘－带状疱疹病毒引起的，以身体一侧成群水疱、疼痛为特征的病毒感染性皮肤病。由于本病皮损发生在身体一侧，条带状分布，似蛇串行，故中医称之为蛇串疮。历代中医对本病均有描述，首见于《诸病源候论》，名为“甑带疮”，后世医家又称之为缠腰火丹、蜘蛛疮、蛇丹、火带疮、蛇窠疮等。《诸病源候论・疮病诸候》：“甑带疮者，绕腰生，此亦风湿搏于血气所生，状如甑带，因此为名，又云此疮绕腰背侧则杀人。”《外科启玄・蜘蛛疮》：“蜘蛛疮，此疮生于皮肤间，与水窠相似，淡红且痛，五七个成攒，亦能荫开。”《外科大成・缠腰火丹》：“缠腰火丹，一名火带疮，俗名蛇串疮。初生于腰，紫赤如疹，或起水疱，痛如火燎，由心肾不交，肝火内炽，流入膀胱而缠带作也。”

一、病因病机

本病由于情志不遂，郁久化火，而致肝胆火盛；饮食不节，脾失健运，而致脾湿内生，湿热内蕴，外溢皮肤而生；人体正气虚弱兼感毒邪，以致湿热火毒蕴积肌肤而成；年老体弱者，常因血虚肝旺，湿热毒盛，气血凝滞，以致疼痛剧烈，日久才能消失。

二、临床表现

好发于春秋季节，成人多见，病变常位于肋间神经、三叉神经、颈部神经及腰骶神经支配区。发疹前常有发热、乏力、食欲不振、全身不适以及局部灼热、瘙痒、感觉过敏、神经痛等前驱症状，1～3 天后出现皮疹，有剧烈的神经痛，罕见复发。初起皮损为神经分布区的皮肤潮红，进而出现多数集簇性的粟粒至绿豆大小的丘疱疹，迅速变为水疱，互不融合，疱周绕以红晕，疱壁紧张发亮，不易破裂，内容物清澈透明，成熟的水疱顶平或有凹陷。集簇性水疱群呈带状排列，沿单侧皮神经分布，一般不超过体表正中线。数天后水疱破裂形成糜烂面或干涸结痂，3～4 周后痊愈，遗留暂时性淡红斑或色素沉着斑。神经痛往往持续至皮疹完全消退后，有时后遗疼痛可达数月之久。

三、辨证论治

1. 肝经郁热型

主症：常见于本病的急性期。症见皮损鲜红，疱壁紧张，灼热刺痛，口苦咽干，烦躁易怒，大便干或小便黄，舌质红，舌苔薄黄或黄厚，脉弦滑数。

治则：清利湿热，解毒止痛。

方药：龙胆泻肝汤加减。

龙胆草 6g，栀子 10g，黄芩 10g，柴胡 10g，车前草 10g，泽泻 10g，当归 10g，甘草 6g，生地 15g，赤芍 10g，金银花 15g，板蓝根 15g。

疼痛较重者可加川楝子 10g，延胡索 10g；大便秘结者，加草决明 10～20g。

2. 脾虚湿盛型

主症：皮损颜色较淡，疱壁松弛，伴疼痛，口不渴，食少腹胀，大便时溏，舌质淡，舌苔白或白腻，脉沉缓或滑。

治则：健脾利湿，佐以解毒。

方药：除湿胃苓汤加减。

苍术 9g，厚朴 9g，陈皮 9g，栀子 10g，黄檗 10g，白术 10g，猪苓 10g，茯苓 10g，泽泻 10g，滑石 10g，川楝子 10g，延胡索 10g，板蓝根 15g，甘草 6g。

发于下肢者加牛膝、黄檗。

3. 气滞血瘀型

主症：常见于后遗神经痛期，皮疹消退后局部疼痛不止。舌质暗有瘀斑、苔白，脉弦细。

治则：行气活血，消解余毒。

方药：柴胡疏肝散加减。

柴胡9g，当归9g，川芎6g，枳壳9g，陈皮9g，白芍9g，丹参10g，川楝子10g，延胡索10g，醋香附10g，郁金10g，全瓜蒌10g。

疼痛在胁肋部的用柴胡疏肝散加减，在其他部位可酌情选用桃红四物汤加全虫、泽兰等，皮疹消退后仍有热者可加金银花或板蓝根，有湿者可加生薏苡仁、茯苓，阴伤者可加元参、麦冬，疼痛较重、夜不能寐者可加珍珠母、牡蛎，乏力、气短者可加黄芪、党参等。

四、外治法

1. 刺络拔罐

水疱期及早给予梅花针叩刺，梅花针局部叩刺具有活血化瘀、通络止痛之功，且叩刺后有利于外敷药物的吸收，随后给予拔罐治疗，可以使疱液流出，减轻胀痛不适感，并拔除局部瘀滞邪毒，疏通经络，改变气滞血瘀的病理变化，调整脏腑的功能，起到泻热、止痛、镇静作用。各年龄段的患者、不同时期均可适用，糖尿病患者慎用。

2. 中药外敷

根据疱疹的情况，进行辨证施治，给予适当温度、7层浸有中药药液(院内制剂)的纱布外敷。

3. 肛内纳药

必要的情况下，可以考虑肛纳中药消炎止痛栓(院内制剂)，每次1~2枚，每日1次。

第四节　荨麻疹

本病是一种皮肤出现红色或苍白色风团，时隐时现的瘙痒性、过敏性皮肤病。本病中医称为"瘾疹""风疹块""鬼饭疙瘩"。

《医宗金鉴·外科心法要诀》云："此证俗名鬼饭疙瘩，由汗出受风，或露卧乘凉，风邪多中表虚之人。初起皮肤作痒，次发扁疙瘩，形如豆瓣，堆累成片。"《诸病源候论·风瘙身体瘾疹候》中曰："邪气客于皮肤，复逢风寒相折，则起风瘙瘾疹。"

一、病因病机

由于禀性不耐，腠理不密，或表虚不固，外受风寒或风热之邪，客于肌肤而成;或因饮食不节，损伤脾胃，运化失常，内生湿热，发于肌肤而致;或情志不畅，损及肝肾，冲任失调，发于肌肤而致；或因邪气入里化热，灼伤津液，津血同源，导致血虚生风发病；或病久伤阴耗气，可致气血亏虚，肌肤失养而发病，多缠绵难愈。

现代医学认为本病发病原因复杂，药物（如抗生素、解热镇痛药等）、食物（鱼、虾、蟹、肉、蛋等动物蛋白性食物）、吸入物（花粉、羽毛、灰尘等）、病灶感染、昆虫叮咬及冷、热、潮湿、光、压力等物理因素均能引起本病。

二、临床表现

风团为特征性损害，常成批出现，成批消退，又成批再现，呈淡红色、鲜红色或苍白色，起病突然，消退迅速。风团持续数分钟至数小时，多在 1 天内消退，退后不留痕迹。胃肠道受累时，可出现腹痛、腹泻、肠梗阻、肠套叠等症状。喉头黏膜和支气管受累时，则有胸闷气短、呼吸困难甚至窒息等症状。

三、辨证论治

1. 风热型

主症：风团色红，遇热发生或增剧，得冷则减，有剧烈瘙痒及灼热，可伴有口渴、心烦，舌质红，舌苔薄黄，脉象浮数。本证多属于急性荨麻疹。

治则：清热凉血，祛风止痒。

方药：消风散加减。

荆芥 6g，防风 6g，牛蒡子 6g，蝉衣 6g，苍术 6g，苦参 6g，木通 3g，知母 10g，石膏 15g，胡麻仁 6g，生地 10g，牡丹皮 10g，当归 10g，生甘草 3g。

2. 风寒型

主症：风团色淡微红或苍白，遇风冷易发或加重，得暖则缓解，冬重夏轻，恶寒怕冷，口不渴，舌质淡红，苔薄白，脉浮紧。

治则：疏风散寒，调和营卫。

方药：固卫御风汤加减。

桂枝 6g，白芍 9g，赤芍 9g，炙黄芪 9g，炒白术 9g，防风 9g，炙甘草 6g，生姜 3 片，大枣 3 枚。

日久不愈可加乌梅、五味子。

3. 胃肠湿热型

主症：红色风团，剧烈瘙痒，伴有脘腹胀满疼痛或恶心呕吐，纳呆，大便秘结或溏泻，舌红，苔黄腻，脉滑数。

治则：清热祛风，表里双解。

方药：防风通圣散加减。

麻黄 5g，荆芥 9g，防风 9g，薄荷（后下）5g，大黄 6g，滑石 10g，栀子 10g，白鲜皮 10g，生石膏 30g，黄芩 10g，连翘 10g，桔梗 5g，当归 6g，白芍 6g，川芎 6g，白术 6g，生甘草 6g。

4. 冲任不调型

主症：月经失调，常在月经前 2 ~ 3 天或经期初始时出疹。风团细小，色呈淡红，微痒少搔，以少腹、腰骶、大腿内侧为多，往往随月经的结束而消失，但在下次月经开始时又照常发作，往返复发而连年不愈，常伴有月经不调或痛经，舌暗红，苔薄白，脉沉细。

治则：调摄冲任，养血活血。

方药：四物汤合二仙汤加减。

当归9g，白芍9g，川芎6g，熟地12g，仙灵脾10g，仙茅10g，菟丝子10g，炙甘草5g，夜交藤15g，白蒺藜10g。

5. 血虚风燥型

主症：平素体虚，风团伴瘙痒反复发作，劳累或受凉后加重，神疲乏力，面色无华，舌淡红，苔薄白，脉沉细。

治则：养血祛风，润燥止痒。

方药：当归饮子。

当归9g，白芍9g，川芎9g，生地黄9g，白蒺藜9g，防风9g，荆芥穗9g，制何首乌6g，黄芪6g，甘草6g。

伴午后或夜间加重，心烦易怒、口干、手足心热、舌红少津者，可加生地、地骨皮、银柴胡。

6. 气血两虚型

主症：平素体虚或病久，皮疹色淡红，反复发作，迁延日久，日轻夜重，或疲劳时加重，伴神疲乏力，面色无华。舌质淡，苔薄白，脉沉细。

治则：调补气血。

方药：八珍汤。

人参5g，白术9g，茯苓9g，川芎9g，当归9g，白芍9g，熟地9g，甘草5g，黄芪9g，防风9g。

四、外治法

1. 可选用炉甘石洗剂、三黄洗剂外涂。

2. 可应用疏风、清热、燥湿等中药行中药熏蒸治疗。

3. 放血疗法

分别在双耳尖、双中指尖经常规消毒后，用三棱针刺之，挤出少许血液。

4. 于背部大椎、双侧夹脊穴梅花针点刺、拔罐治疗。

五、预防及护理

1. 忌食辛辣、海鲜、牛羊肉等刺激之品。

2. 避风寒、慎起居、畅情志、强体质。

3. 本病要从衣、食、住、行、环境、药物、感染各方面去找致病原因，避开过敏源。

第五节 湿疹

中医称湿疹为湿疮，是一种炎症性、变态反应性皮肤病。本病任何年龄均可发生，临床上以反复发作的瘙痒及对称分布的多形性损害为主要表现，渗出倾向，反复发作，易成慢性。由于本病倾向渗出，故中医谓之“湿疮”。历代文献中均可看到相关病或证的记载，最早的见于《金匮要略》：“浸淫疮，黄连粉主之”，《圣济总录·浸淫疮》描述到：“其状初生甚微，痒痛汁出，渐以周体，若水之浸渍，淫跌不止，故曰浸淫疮。”《医宗金鉴·外科心法要诀》认为其病机：“由湿热内搏，滞于肤腠，外为风乘，不得宣通……由心火脾湿受风而成。”《诸病源候论》认为小儿发病乃“五脏有热，熏发肌肤，外为风湿所折，湿热相搏身体……是心家有风热”。

一、病因病机

中医学认为，湿疹乃因禀赋不耐，风湿热客于肌肤而成；或因脾失健运或营血不足，湿热稽留，以致血虚风燥，风燥湿热郁结、肌肤失养所致。湿疹急性发作多责之于心，亚急性、慢性期多责之于脾、肝。本病发展过程中各阶段症状表现不同，其病机亦有改变。发病初起为风湿热邪客于肌肤；病情进展，湿热蕴结于内，熏蒸于外，或血中毒热，此时多与心、肝有关；病情迁延，湿热留恋，湿阻成瘀，可血热搏结成瘀，致风湿热瘀并重之势；本病后期，风热伤阴化燥，瘀阻经络，血不营肤或气阴两虚或血虚风燥。

二、临床表现

本病皮损可发生于任何部位，皮疹形态多样，往往对称分布，有渗出倾向，剧痒。根据皮损特点将湿疹分为急性湿疹、亚急性湿疹和慢性湿疹，根据皮损发生部位将湿疹分为外阴湿疹、肛门湿疹、手部湿疹、乳房湿疹、小腿湿疹等，此外还有钱币状湿疹、皮脂缺乏性湿疹、传染性湿疹样皮炎、自身敏感性湿疹、婴儿湿疹等特殊类型的湿疹。

1. 急性湿疹

表现为水肿性红斑、密集的粟粒大的丘疹、斑丘疹、丘疱疹、小水疱、糜烂，皮损基底潮红，渗液常较明显。损害中央病变往往较重，逐渐向周围蔓延，外围有散在的皮疹，边界不清。当有继发感染时，炎症更加显著，并出现小脓疱，渗液呈脓性。

2. 亚急性湿疹

多为急性湿疹炎症减轻，或急性期未及时适当处理，时间拖延转化而来。皮损以红斑、小丘疹、结痂和鳞屑为主，可有少数丘疱疹、轻度糜烂，时间较长的皮损可有轻度浸润。

3. 慢性湿疹

可因急性、亚急性湿疹反复发作转化而成，亦可一开始就表现为慢性皮炎的改变，常局限于小腿、手、足、肘窝、腘窝、外阴、肛门等处，主要表现是局部皮肤增厚、浸润、表面粗糙、苔藓样变，呈暗红色或灰褐色，可有色素沉着，有少许鳞屑、抓痕和结痂，外围有散在的丘疹和丘疱疹。在关节部位和活动部位可发生皲裂。慢性湿疹可因再刺激因素作用而急性发作。

三、辨证论治

湿疹的治疗，应本着标本兼顾、内外并治的整体与局部相结合的原则，既重视风湿热的标证表现，又重视脾失健运的根本原因。在治则的运用上，当先治其标，待风湿热邪消退之后，则健脾助运以治其本。对急性、泛发性湿疹应予以中西医结合治疗，待病情缓解后，再用中药进行调理以巩固疗效。

1. 风热型

主症：发病迅速，以红色丘疹为主，泛发全身、剧痒，常抓破出血，而渗液不多，舌红，苔薄白或薄黄，脉弦数。

治则：散风清热。

方药：消风散加减。

荆芥10g，苦参8g，知母10g，苍术6g，羌活8g，蝉蜕10g，防风10g，牛蒡子10g，生地黄10g，胡麻仁10g，茯苓10g，生石膏15g，当归6g。

加减：皮疹多发于头面及双上肢者，加苍耳子以散风祛湿止痒；皮疹多发于下半身者，加地肤子以清热利湿止痒。

2. 湿热型

主症：皮损潮红肿胀，有红斑、丘疹、疱疹、糜烂渗液或结痂，有剧烈瘙痒及灼热感，或有心烦、口干、口苦。舌质红，苔薄黄或黄腻，脉滑数。此型多见于急性湿疹或慢性湿疹急性发作期。

治则：清热利湿，止痒。

方药：龙胆泻肝汤加减。

生地15g，黄芩10g，龙胆草6g，丹皮10g，白茅根15g，金银花15g，连翘10g，车前子（另包）10g，泽泻10g，木通6g，白鲜皮10g，苦参6g，甘草3g。

湿象重，加黄檗、萆薢；热盛者白茅根加量，加生石膏。

3. 脾虚湿盛型

主症：皮损以红斑、丘疹、鳞屑或结痂为主，间有少数丘疱疹，舌质偏红，苔白腻。此型多见于亚急性湿疹、慢性湿疹。

治则：健脾利湿、止痒。

方药：除湿胃苓汤加减。

茯苓10g，猪苓10g，苍术6g，厚朴6g，薏苡仁15g，陈皮6g，白鲜皮10g，泽泻10g，白术10g，滑石10g，栀子10g，黄檗10g，甘草6g。

4. 血虚风燥型

主症：病程日久，反复发作，皮损肥厚呈苔藓样变，阵发性剧烈瘙痒。舌质淡红、苔薄白，脉细。此型多见于慢性湿疹。

治则：养血润燥，祛风止痒。

方药：当归饮子加减。

生地黄10g，当归10g，生黄芪10g，丹参10g，白芍10g，制何首乌10g，防风10g，白蒺藜10g，川芎6g，生甘草6g，鸡血藤10g。

老年患者常合并肝肾不足，皮损表现为丘疹散在或集簇，渗水不多而持续时间长，皮肤干燥或有脱屑，瘙痒不休，兼见口渴不思饮，舌红绛、少津，苔净或根部稍腻，脉弦细。治则滋阴除湿，方选滋阴除湿汤加减。小儿湿疹患者往往从脾胃论治，健脾利湿，慎用大寒大热之药。有下肢静脉曲张伴有瘀滞性皮炎者，可应用补阳还五汤加泽泻、薏苡仁、茯苓、黄檗、地肤子等治疗，以益气活血、祛湿止痒。

第六节　银屑病

银屑病是一种慢性、易于复发的炎症性皮肤病。本病皮损特点是在红斑上有银白色鳞屑，刮去鳞屑可见到发亮的薄膜，刮去薄膜后有点状出血，称为薄膜现象及点状出血现象，为本病特征性皮损。病因不太清楚，可能与遗传、感染、代谢障碍、免疫、内分泌、精神因素、外伤等因素有关。中医称之为“白疕”。

白疕作为一个病名，始见于清代《外科大成》：“白疕，肤如疹疥，色白而痒，搔起白疕，俗呼蛇风。”《外科证治全书》对其描写较为细致：“白疕，一名疕风。皮肤燥痒，起如疹疥而色白，搔之屑起，渐至肢体枯燥坼裂，血出痛楚，十指间皮厚而莫能搔痒。”《医宗金鉴·外科心法》曰：“白疕之形如疹疥，色白而痒多不快，固有风邪客皮肤，亦有血燥难荣外。”以上文献对银屑病的描述虽较为粗浅，然而，关于其皮损特征和病因病机已有了一定的认识。

一、病因病机

素体血热内蕴，风、寒、湿、热邪外袭，客于皮肤，阻塞脉络，郁久化热，或气郁化火，蕴于血分而发本病；饮食不节，伤及脾胃，湿热内生；情志不畅，气机受阻，气血瘀滞；病久气血运行不畅，以致经脉阻塞，气血瘀结，肌肤失养而反复不愈；素体虚弱，气血不足，或病久耗伤营血，阴血亏虚，生风化燥，肌肤失养而成。

二、临床表现

根据不同的临床表现，分为寻常型、脓疱型、关节型及红皮病型，以上四型可合并发生或相互转化。

1. 寻常型银屑病

典型皮损为红色斑丘疹，或斑疹扩大形成的大片红斑，表面覆盖银白色鳞屑，轻轻刮去鳞屑，可见一层淡红色发亮薄膜，称薄膜现象。刮除薄膜后可见小出血点，称为点状出血现象。头皮部位皮损鳞屑较厚，使毛发呈束状，但不引起脱发。皮损侵及指(趾)甲可使甲板出现点状凹陷似“顶针样”，失去光泽、变形、肥厚或剥脱等。

2. 脓疱型银屑病

常可因寻常型银屑病外用刺激性药物或皮质类固醇激素治疗突然减药或停药后发生。也有人认为，发病与上呼吸道等感染有关。临床上分为泛发性和掌跖性两种，但也有人认为后者是一个独立的疾病。

(1)泛发性脓疱型：皮损突发在急性炎性皮损上或在原发银屑病的皮损基础上，出现无数密集针尖至粟粒大小黄白色浅在的小脓疱，表面覆盖少量鳞屑，2 周左右消退，再发新脓疱。脓疱上附有少量非薄鳞屑。严重者可急性、全身性出现密集脓疱，脓疱可融合成脓湖。脓疱一般为无菌性脓疱，常伴有沟纹舌，可伴发热、关节肿痛等全身症状。

(2)掌跖性脓疱型:皮损多发于大小鱼际、掌心及足跖部,多对称分布,表现为在红斑基础上出现多数粟粒大小的脓疱,不易破溃,2 周左右自行干涸,形成黄色屑痂,或小片鳞屑,脓疱反复发生,皮损渐向周围扩展,顽固难愈。

3. 关节型银屑病

患者除具有银屑病皮疹外伴有典型的关节改变，多侵犯远端指趾关节。为非对称性的，受累关节弥漫红肿、疼痛，重者可致关节畸形、活动障碍。严重者可侵及多个大、小关节及脊柱和骶髂关节，颇似类风湿性关节炎，可伴有发热等全身症状。

4. 红皮病型银屑病

可由寻常型银屑病皮损发展而成，或由脓疱型银屑病脓疱消退后转变而来。常因寻常型银屑病在急性进行期外用了刺激性较强的药物而诱发，或长期大量应用皮质类固醇激素后突然停药或减量太快而引起。临床表现：全身皮肤弥漫潮红、肿胀、浸润，覆以鳞屑、大量脱屑，有时可见正常皮岛，愈后可见小片银屑病样皮损。

三、辨证论治

1. 内治法

(1) 血热型

主症：多见于急性进行期银屑病。皮疹多呈点滴状，发展迅速，颜色鲜红，层层鳞屑，瘙痒剧烈，抓之有点状出血;或夏季加重，伴有口舌干燥、咽痛、怕热，大便干结，小便黄赤。舌质红，苔薄黄，脉弦滑或数。

治则：清热凉血，解毒消斑。

方药：凉血解毒汤加减。

生地15g，赤芍10g，牡丹皮10g，黄芩10g，连翘10g，槐花15g，紫草10g，白茅根20g，大青叶10g，白花蛇舌草15g，白鲜皮15g，白蒺藜10g，知母10g，甘草6g。

咽喉肿痛者加板蓝根、山豆根、玄参，大便秘结者加生大黄。

（2）火毒炽盛型

主症：多属红皮病型或脓疱型。全身皮肤发红或呈暗红色，甚则稍有肿胀，灼热痒痛，大量脱皮，或密布小脓疱，往往伴有壮热口渴，头痛畏寒，便干溲赤。舌质红绛，苔黄腻，脉弦滑数。

治则：清热泻火，凉血解毒。

方药：清瘟败毒饮加减。

水牛角（先煎）30g，生地黄 15g，丹皮 10g，赤芍 10g，生石膏 30g，黄连 6g，栀子 9g，桔梗 6g，黄芩 9g，知母 9g，玄参 9g，连翘 9g，竹叶 9g，甘草 6g，白鲜皮 15g，白花蛇舌草 15g。

（3）湿毒蕴阻型

主症：皮损多发生在腋窝、腹股沟等皱褶部位，红斑糜烂，痂屑黏厚，瘙痒剧烈，或掌跖红斑、脓疱、脱皮；或伴关节疼痛、肿胀或变形（以小关节为主），下肢沉重。舌红，苔黄腻，脉滑。

治则：清热利湿，解毒通络。

方药：萆薢渗湿汤加减。

薏苡仁 30g，萆薢 10g，牡丹皮 10g，重楼 6g，茯苓 10g，车前子（另包）10g，莲子心 3g，白术 10g，黄檗 6g，土茯苓 20g，地肤子 10g，白蒺藜 10g，白花蛇舌草 15g。

伴腰强直疼痛加桑寄生、秦艽、川牛膝。

(4)血瘀型

主症：多见于顽固性银屑病。病史较长，年龄偏大，久治反复不愈，皮损肥厚浸润呈皮革状、斑块状，鳞屑较厚，覆盖红斑，颜色暗红。舌质紫暗有瘀点、瘀斑，脉涩或细缓。

治则：活血化瘀，解毒通络。

方药：桃红四物汤加减。

生地 15g，板蓝根 15g，当归 10g，赤芍 10g，白芍 10g，丹皮 10g，川芎 6g，丹参 10g，鸡血藤 15g，薏苡仁 15g，金银花 15g，白花蛇舌草 15g，白茅根 15g，紫草 6g，白蒺藜 10g，白鲜皮 10g。

(5)血燥型

主症：多见于静止期银屑病。病情处于相对稳定阶段，病程较久，皮损不扩大，或有少数新发皮疹，部分呈钱币状或大片融合，有明显浸润，表面鳞屑少，附着较紧，与红斑大小相当，干燥皲裂，自觉瘙痒，全身症状多不明显，可伴口咽干燥。舌质淡红，苔少，脉缓或沉细。

治则：养血滋阴润肤。

方药：当归饮子加减。

当归 10g，白芍 10g，川芎 6g，生地黄 10g，白鲜皮 10g，首乌藤 15g，牡丹皮 10g，玄参 10g，知母 10g，茜草 10g，白花蛇舌草 15g，板蓝根 15g，紫草 6g，甘草 6g。

2. 外治法

(1)进行期皮损宜用温和之剂，可用黄连膏，每日

1 次。

(2)静止期、退行期皮损可用中药浴(方用马齿苋 30g,黄檗 30g,蒲公英 30g,地丁 30g,牡丹皮 20g,生地黄 30g)、光疗或 308 准分子光,再外涂黄连膏。

3. 预防及护理

(1)平时可用温水洗澡或矿泉浴,忌用热水洗浴。急性期或红皮病型不宜用刺激性强药物。

(2)保持心情愉快,防止外伤。

(3)预防感冒和感染。在秋冬及冬春季节交替时,要特别注意预防感冒、咽炎、扁桃腺炎。

(4)避免滥用药物。

(5)忌口适当,少食辛辣腥发之物,戒烟酒,多食新鲜蔬菜和水果。

第六章　病案举例

一、斑秃

例1：王某，女，17岁。就诊日期：2017年3月13日。

主诉：脱发6个月余，加重1个月就诊。

6个月前无明显诱因出现头发片状脱落，曾于某社区门诊治疗，具体用药不详。近1个月来，出现眉毛、腋毛脱落，遂来就诊。患者纳差，寐安，小便可，大便偏干，月经不规律。

查体：头发、眉毛、腋毛脱落，周身毳毛全部脱落。舌红，苔白腻，脉弦数。

中医诊断：油风（血热生风证）。

西医诊断：普秃。

治则：养血凉血，滋补肝肾。

处方：生地黄12g，牡丹皮10g，金银花15g，黄芩10g，菊花10g，白芍10g，川芎6g，女贞子15g，墨旱莲10g，当归10g，桑葚10g，茯神10g，黑芝麻15g，陈皮6g，六神曲10g，炒麦芽15g，炒谷芽15g，炒鸡内金10g。7剂，日1剂，水煎服。

二诊(2017年3月27日)：大便干，3～4日一行，上方去墨旱莲、黑芝麻，加麸炒枳壳8g，炒莱菔子10g，山药10g，黄精10g。

三诊(2017年4月12日)：服药后大便通畅，食欲增加，头部有少量新生毛发，色白。继续原方服用。

四诊(2017年4月28日)：头部新生毛发增多，自觉周身灼热，胸中烦躁，口中异味，纳差，寐安，大便偏干。去白芍、川芎、当归、陈皮、黄精，加白茅根25g、栀子10g、小蓟10g、淡竹叶10g，以凉血清热，清心除烦。

五诊(2017年5月10日)：头部新生毛发明显增多，部分色黑。周身灼热明显缓解。上方去白茅根、栀子、小蓟、淡竹叶，加墨旱莲15g，白芍10g，川芎6g，黄精10g，以滋补肝肾，滋阴养血。

六诊(2017年6月23日)：服药后寐差，二便调，加红景天补气养心、当归补血养心。因患者不能及时就诊，间断服用上方加减。

七诊(2017年9月18日)：头部毛发已变黑，长出1.5cm左右毛发，眼眉长出毛发变黑。患者是外地人，高三学生，建议停药观察。

复诊(2018年8月11日)：患者头部、眼眉毛发已恢复正常，浓密色黑。

例2：王某，女，51岁，就诊日期：2017年5月8日。

主诉：脱发半年余。

半年前，患者因化疗后出现头发稀疏大片脱落，周身乏力，纳可，长期失眠，二便调。其父亲有脱发史。患者乳腺癌切除术后行化疗，平素易感冒。

查体：头部头发稀疏，可见大片脱发区，面色黄，精神不振，舌淡红苔白，脉沉细。

中医诊断：油风(气血亏虚证)。

西医诊断：斑秃。

治则：补气养血，生发乌发。

处方：生地黄 10g，当归 10g，白芍 10g，川芎 6g，甘草 6g，茯神 15g，党参 10g，女贞子 15g，墨旱莲 15g，炒酸枣仁 15g，合欢花 10g，合欢皮 10g，黄芪 10g，知母 10g，首乌藤 15g，黑芝麻 15g，陈皮 6g，六神曲 10g。7 剂，水煎服。

二诊(2017 年 5 月 17 日)：脱发有所缓解，继服原方。

三诊(2017 年 6 月 16 日)：脱发区有少量新生毛发，食欲减退。加红景天滋阴养心、炒麦芽健脾开胃。

三诊(2017 年 7 月 19 日)：头部已有部分新生毛发，纳差。上方加炒鸡内金、陈皮、茯苓健脾开胃。间断用上方加减服用。

四诊(2017 年 11 月 17 日)：后枕部头发已长出，改茯苓为山药，补益肺脾之气，继服。

五诊(2018 年 3 月 1 日)：患者近日感冒，头部新生脱发区，旧脱发区已有新生毛发。原方继服，嘱感冒期间暂停中药。

六诊(2018 年 3 月 15 日)：旧脱发区生长良好，仍有新脱发区。继用上方调整剂量。

七诊(2018 年 4 月 6 日)：脱发区新生毛发继续生长，睡眠尚可，去首乌藤，加制何首乌以补益肝肾、乌发。

复诊(2018 年 6 月 8 日)：脱发区毛发生长旺盛，色黑，停药观察。

例 3：陈某，女，50 岁。就诊日期：2017 年 5 月 2 日。

主诉：脱发 3 个月余。

3 个月前无明显诱因出现头发片状脱落。伴周身烘热汗出，脾气烦躁，纳可，寐差，二便调。既往黑变病病史。

查体：头部可见片状脱发区，舌红、苔白，脉细弱。

中医诊断：油风(肝肾阴虚证)。

西医诊断：斑秃。

治则：滋补肝肾，养血生发。

处方：生地黄 15g，当归 10g，白芍 10g，川芎 6g，黄芩 10g，黄连 6g，女贞子 15g，墨旱莲 15g，桑叶 10g，菊花 10g，首乌藤 10g，黑芝麻 10g，银柴胡 6g，炒酸枣仁 15g，合欢花 10g，合欢皮 10g，远志 10g。7 剂，日一剂，水煎服。

二诊(2017 年 5 月 10 日)：仍有脱发，烘热汗出，睡眠症状均有好转，二便调，患者偶有心慌。去合欢皮，加麦冬 10g，五味子 6g，北沙参 10g。

三诊(2017 年 6 月 28 日)：脱发区有少量新生发，烘热汗出明显好转，心慌缓解，咳嗽，咳痰。去白芍、川芎加丹参以清心除烦，桔梗、浙贝母以宣肺止咳化痰，继服 7 剂。

四诊(2017 年 7 月 6 日)：脱发区新生毛发增多，上方去丹参，加当归 10g 补血活血。

五诊(2017 年 8 月 16 日)：患者原脱发区新生毛发增多，颜色变黑。原方继服，巩固疗效。

例 4：李某，男，37 岁，就诊日期：2018 年 5 月 31 日。

主诉：脱发 4 个月余。

4 个月前，患者因工作压力大、经常熬夜出现片状脱发，未予积极处理。平素纳可，喜饮酒，寐差，二便调。

查体：头部可见大小不等多片脱发区，舌红，苔白，脉沉细。

中医诊断：油风(阴血亏虚证)。

西医诊断：斑秃。

治则：养血生发，养心安神。

处方：白芍 15g，生地黄 10g，当归 10g，川芎 6g，首乌藤 15g，黑芝麻 15g，女贞子 15g，桑葚 10g，黄精 10g，山药 10g，陈皮 6g，茯神 10g，炒酸枣仁 15g，合欢花 10g，六神曲 10g。7 剂，日 1 剂，水煎服。

二诊(2018 年 6 月 7 日)：未见新的脱发区，大便偏干，每日一次，睡眠较前好转。加黄芩 10g，牡丹皮 10g，菊花 10g 清热凉血。

三诊(2018 年 6 月 14 日)：脱发区已有毛发生长，大便好转，每日一行，睡眠好转。继服原方。

四诊(2018 年 7 月 6 日)：脱发区毛发生长正常，逐渐变黑。继服上方。

五诊(2018 年 7 月 20 日)：原脱发区新生毛发增多。近日因工作原因，睡眠稍差。加合欢皮 10g，宁心安神。

六诊(2018 年 8 月 22 日)：脱发区毛发变黑，正常生长。继服原方 15 剂后停药。

按语：斑秃是一种头部毛发突然成片脱落的疾病。脱发区头皮正常，多无自觉症状。头发全部脱落称之为全秃，全身毛发(眉毛、腋毛、阴毛、胡须、毳毛)脱落称之为普秃。病例 1 为普秃，系高中生，学习紧张，压力大，结合脉证，属血热生风证，给予养血凉血药物后恢复至正常毛发。病例 2、3、4 均为斑秃，病例 2 为化疗后气血亏虚导致脱发，予八珍汤益气补血后毛发长出。病例 3 是一更年期女性患上了斑秃，予芩连四物汤合二至丸加减后，烘热汗出及心慌烦躁症状明显改善，脱发也随之好转。病例 4 患者因工作压力较大、睡眠差导致阴血亏虚而脱发，予养血养心安神中药后睡眠明显改善，毛发生长浓密。以上四例脱发原因不同，用不同的治则方药均取得了较好的疗效。

二、瘙痒症

例1：风某，男，54岁。就诊日期：2018年7月10日。

主诉：双下肢瘙痒2周。

2周前无明显诱因双下肢瘙痒，未予处理，汗出较多，夜间为重，口舌干燥，面红心烦，饮食及二便正常。

查体：双下肢可见散在抓痕、血痂，未见明显皮损，舌红苔黄，脉滑。

中医诊断：风瘙痒（阴虚火旺证）。

西医诊断：瘙痒症。

治则：滋阴泻火，祛风止痒。

处方：茯苓10g，黄檗6g，黄芩10g，黄芪10g，生地黄15g，黄连5g，当归10g，浮小麦15g，白鲜皮15g，炒蒺藜10g，知母10g，甘草6g，淡竹叶10g，银柴胡6g，青蒿10g。7剂，日1剂，水煎服。

口服氯雷他定片1片，1次/日。外用川百止痒洗剂，1～2次/日。

二诊（2018年7月20日）：服药后瘙痒减轻，二便可，出汗较前减少。原方浮小麦加至30g，继服。

三诊（2018年7月27日）：患者诉瘙痒明显减轻，出汗多症状明显好转，舌红，苔薄白，二便正常。上方基础上加地肤子10g，薏苡仁30g，继服。嘱其停服氯雷他定片。

四诊（2018 年 8 月 17 日）：患者诉偶有轻度瘙痒，不影响日常生活，上方基础上去青蒿，加首乌藤 15g，防风 8g。继服 7 剂以巩固疗效。

例 2：张某，男，5 岁。就诊日期：2018 年 7 月 9 日。

主诉：周身反复起皮疹伴瘙痒 2 年。

2 年前因食用海鲜后周身起皮疹伴瘙痒，曾口服抗过敏药物（具体药名不详）。现周身瘙痒，未见明显皮损，饮食及二便可。

查体：周身可见散在抓痕、血痂，未见明显皮损，眼睛痒，不停眨眼，咽部痒，发出吭吭声。舌红，苔黄，脉弦数。

辅助检查：血常规示嗜酸性粒细胞偏高。

中医诊断：风瘙痒（风热证）。

西医诊断：瘙痒症。

治则：清热疏风，润燥止痒。

处方：桔梗 4g，甘草 3g，菊花 4g，金银花 4g，薄荷 3g，麦冬 3g。4 剂，日 1 剂，水煎服。辅助水疗治疗 2 次。

二诊（2018 年 7 月 13 日）：瘙痒明显缓解，眨眼、咽部痒症状消失，饮食可，二便可，继续原方服用 5 剂，水疗治疗一次。临床症状消失停药。

按语：瘙痒症是一种无明显原发性皮肤损害，以瘙痒为主要症状的皮肤感觉异常的皮肤病。《诸病源候论》曰："风瘙痒，此由游风在于皮肤，逢寒则身体疼痛，遇热则瘙痒。风瘙痒者，体虚受风，风入腠理与血气相搏而俱，往来在皮肤之间，邪气微不能冲击为痛，故但瘙痒也。"病例1是中老年患者属湿热证。因患者汗出较多，夜间为重，伴心烦，口干等症状，辨证属于阴虚火旺导致，用当归六黄汤去熟地，加浮小麦、银柴胡、青蒿等治疗而取效。病例2是小儿瘙痒症，属风热证，用疏风清热药物后瘙痒减轻，继服5剂后临床症状消失停药。

三、白癜风

例：张某，女，18岁。就诊日期：2017年12月22日。

主诉：四肢起皮疹1年。

一年前，患者因学习压力大，四肢起白斑，曾口服中药治疗半年，效果不佳，遂来我院就诊。饮食欠佳，寐差，二便正常。

查体：面部、躯干部及双上肢、双手可见大片状色素脱失斑，舌红苔白，脉细。

中医诊断：白驳风(气血两虚证)。

西医诊断：白癜风。

治则：补气养血，健脾益肾。

处方：生地黄10g，牡丹皮10g，当归10g，白芍10g，川芎6g，首乌藤15g，黑芝麻15g，女贞子15g，墨旱莲15g，蒺藜10g，陈皮6g，茯苓10g，焦神曲10g，炒麦芽15g，炒谷芽15g，炒鸡内金10g。7剂，日1剂，水煎服。

外用药：复方卡力孜然酊，2 次/日，上肢小面积外用。

二诊(2017 年 12 月 29 日)：白斑未有持续发展。原方继服，外用药未能坚持应用。

三诊(2018 年 1 月 11 日)：上肢色素脱失斑色素有所加深。因口干、咽干去川芎，加黄芩 10g，金银花 15g，外用药同前。

四诊(2018 年 6 月 12 日)：患者自行口服上方治疗 2 个月余，面部白斑已消退，上肢白斑周边出现色素加深斑，饮食二遍正常，上方去陈皮、茯苓、焦神曲、炒麦芽、炒谷芽、炒鸡内金，加山药 10g，黄精 10g，薏苡仁 15g，白茅根 15g，以健脾滋肾。

五诊(2018 年 7 月 18 日)：面部、上肢皮肤已恢复正常，双手指端白斑较前好转。上方加连翘 10g，知母 10g，神曲 10g，甘草 6g。

经过几个月的间断治疗，患者面部、上肢白斑均已恢复正常，双手指端仍未恢复，因考入外地大学，中断治疗。

按语：白癜风是一种色素脱失性皮肤病，病因尚未完全明确。该病的发生可能是在遗传和环境因素共同作用下发病，在多种内外因素的激发下，诱导了免疫功能异常、神经精神及内分泌代谢异常等，从而导致酪氨酸酶系统抑制或黑色素细胞的破坏，最终引起皮肤色素脱失。本例为青少年女性，因压力过大、熬夜导致阴血不足而发病，以滋肾养血治疗而取效，服药半年后复查面部上肢已恢复正常皮肤，双手指端仍未恢复，因去外地上大学中断治疗。

四、甲剥离

例：于某，女，38 岁。就诊日期：2018 年 3 月 6 日。

主诉：双手指甲剥离 2 年。

2 年前无明显诱因双手出现指甲剥离，饮食及二便正常，月经量少。

查体：双手指甲剥离，指甲颜色正常，舌淡红苔白，脉细。

中医诊断：甲剥离（气血亏虚证）。

西医诊断：甲剥离。

治则：补气养血，理气健脾。

处方：生地黄 10g，当归 10g，白芍 15g，川芎 6g，女贞子 15g，墨旱莲 15g，茯苓 10g，党参 10g，麦冬 10g，陈皮 6g，柴胡 6g，郁金 10g，醋香附 10g，玫瑰花 6g，黄芩 10g，牡丹皮 10g。7 剂，日 1 剂，水煎服。

二诊（2018 年 5 月 7 日）：服药后月经较前好转，手心脚心发热。原方基础上加青蒿 10g，银柴胡 6g，以清虚热。

三诊（2018 年 7 月 2 日）：患者甲剥离症状明显好转。原方基础上继续服用，以巩固疗效。

按语：甲剥离又称甲分离症，是指甲板自游离缘起逐渐与甲床分离，属于特发性或自发性甲病。多见于女性，患者脾肾亏虚，气血生化失职，指甲失养而致。方中以四物汤合二至丸加味治疗而收效。

五、扁平疣

例1：患者杨某，女，29岁。就诊日期：2018年4月17日。

主诉：全身皮疹1年。

患者1年前无明显诱因颜面起扁平丘疹，伴瘙痒，未予重视，逐渐延及躯干及双上肢，伴瘙痒，饮食及二便正常。

查体：全身散在扁平小丘疹，以面部、躯干及上肢为重。舌红，苔黄，脉滑。

中医诊断：扁瘊(热毒蕴结型)。

西医诊断：扁平疣。

治则：清热解毒，凉血散结。

处方：马齿苋15g，败酱草15g，板蓝根15g，金银花15g，薏苡仁30g，甘草6g，木贼10g，醋香附10g，柴胡6g，黄芩10g，白芍10g，蒺藜10g，牡丹皮10g，浙贝母10g，白鲜皮15g。

外用祛疣洗剂(马齿苋、木贼、香附、薏苡仁)外洗。

重组人干扰素α-2b凝胶，外用，每日2次。

二诊(2018年4月30日)：皮疹稳定，上方加陈皮5g，继续治疗。

三诊(2018 年 5 月 16 日)：皮疹消退。守上方继续口服 7 剂，巩固疗效。

例 2：张某，男，34 岁。就诊日期：2018 年 7 月 6 日。

主诉：面部及手部皮疹 3 年余。

患者 3 年前无明显诱因面部及双手背部起米粒大小的皮疹，未予重视，皮疹渐增多。饮食及二便正常。

查体：面部及双手背部可见暗褐色扁平丘疹，舌红，苔黄，脉弦滑。

中医诊断：扁瘊(热毒蕴结型)。

西医诊断：扁平疣。

治则：清热解毒，凉血散结。

处方：马齿苋 15g，败酱草 10g，板蓝根 15g，金银花 15g，黄芩 10g，柴胡 6g，白芍 15g，蒺藜 10g，薏苡仁 30g，木贼 10g，醋香附 10g，牡丹皮 10g，浙贝母 10g，焦六神曲 10g，甘草 6g。

二诊(2018 年 7 月 23 日)：面部皮疹已消退，手部皮疹变平，守上方继续口服 7 剂后皮疹全部消退。

按语：扁平疣为常见的一种病毒性赘生物，多发于青年人面部或手背。相当于中医“扁瘊”。中医认为本病为皮肤腠理不密，感受毒邪侵袭，瘀聚皮肤形成疣体。两例患者均辨证为热毒蕴结型，给予清热解毒及疏肝散结之品取效。

六、带状疱疹

例：患者杨某，女，60 岁。就诊日期：2018 年 5 月 28 日。

主诉：左腿起皮疹伴疼痛半个月。

患者半个月前无明显诱因左下肢起皮疹伴疼痛，就诊于社区诊所，诊断为“带状疱疹”，给予注射聚肌胞、干扰素，外用阿昔洛韦，口服维生素 B_1、B_{12}，皮疹部分消退，但仍疼痛较重，纳可，寐安，大便不畅。

查体：左下肢可见集簇丘疱疹，部分水疱干瘪、结痂，皮疹呈带状分布，未超过体表中线，舌红，苔白腻，脉滑。

中医诊断：蛇串疮（肝郁脾虚证）。

西医诊断：带状疱疹。

治疗：健脾疏肝。

处方：马齿苋 15g，败酱草 15g，板蓝根 15g，金银花 15g，柴胡 6g，黄芩 10g，白芍 15g，甘草 6g，薏苡仁 30g，川楝子 10g，泽兰 10g，焦神曲 10g，牡丹皮 10g，炒麦芽 15g，陈皮 6g。

外用重组人干扰素 α－2b 凝胶，每日 2 次，配合局部普通针刺、拔罐、微波治疗。

二诊（2018 年 6 月 5 日）：皮疹大部分结痂，疼痛减轻，患者出现咽痛不适，上方加桔梗 10g，薄荷 5g。

三诊（2018 年 6 月 12 日）：皮疹基本消退，左下肢疼痛减轻，左足跟麻木，上方加赤小豆10g。

四诊(2018年7月12日)：皮疹消退，基本无疼痛麻木，上方加丝瓜络10g。继服7剂，巩固疗效。

按语：中医称带状疱疹为“蛇串疮”，是由水痘－带状疱疹病毒引起的，以身体一侧簇集成群水疱、疼痛为特征的病毒感染性皮肤病。本病中医治疗总的法则：利湿解毒，通络止痛。根据带状疱疹发病的不同阶段和发病部位的不同，一般初期以清热利湿解毒为主，佐以通络止痛；中期清热解毒和通络止痛并重；后期以养阴清热止痛或健脾通络止痛为主。本病例病在下肢，疼痛较重，方中马齿苋、败酱草、板蓝根、金银花清热解毒，柴胡、黄芩、白芍清肝、疏肝、柔肝，缓急止痛，配合薏苡仁、焦神曲、炒麦芽、陈皮健脾除湿，加强清利湿热疗效。

七、激素依赖性皮炎

例1：患者张某，女，44岁。就诊日期：2018年3月27日。

主诉：面部起皮疹4年余。

患者4年余前无明显诱因面部起皮疹，自行外用药膏后皮疹减轻，停药后复发加重，之后长期外用他克莫司及面膜，导致面部皮肤发红、敏感。曾就诊于天津某医院，诊断为“激素依赖性皮炎”，曾口服异维A酸治疗，效果欠佳。病情严重时曾口服激素药物数月治疗，皮疹时轻时重。现面部潮红，起密集红色丘疹，口唇干裂，饮食可，大便偏干，每日 1 次。

查体：面部可见大片红斑，伴毛细血管扩张，其上密集红色丘疹，舌红，苔白腻，脉滑。

中医诊断：面部药毒(血热证)。

西医诊断：面部激素依赖性皮炎。

治则：清热凉血解毒。

处方：生地 12g，牡丹皮 10g，金银花 15g，连翘 10g，桑白皮 10g，黄芩 10g，知母 10g，甘草 6g，白鲜皮 15g，蒺藜 10g，浙贝母 10g，银柴胡 6g，百合 10g，荷叶 10g，山楂 8g。7 剂，水煎服，日 1 剂。

二诊(2018 年 4 月 4 日)：面部皮疹颜色变淡，部分丘疹消退，面部仍干燥。守上方继续口服 7 剂。

三诊(2018 年 4 月 12 日)：面部皮疹颜色变淡，部分丘疹消退，面部干燥好转，上方加薄荷 6g，白茅根 15g，桔梗 10g。

四诊(2018 年 5 月 4 日)：面部皮疹好转，手心热，舌红苔白腻。上方去百合、薄荷、桔梗，加焦六神曲 15g，炒鸡内金 10g，陈皮 6g 健脾和胃。

五诊(2018 年 5 月 15 日)：面部皮疹好转，部分丘疹消退，诉腹部胀满不适，上方去陈皮，加莱菔子 10g，枳壳 10g 理气除满。

六诊(2018 年 7 月 6 日)：面部潮红好转，大部分丘疹消退，近日睡眠欠佳，上方加百合10g，首乌藤15g。

七诊(2018年8月6日)：面部皮疹消退。上方去百合，加桔梗10g巩固疗效。

例2：患者刘某，女，53岁。就诊日期：2018年4月10日。

主诉：面、颈部皮疹伴瘙痒、疼痛半年。

半年前无明显诱因面、颈部起皮疹伴痒痛，自行间断外用激素类药膏，皮疹时轻时重，反复发作。现面、颈部起密集红色丘疹，饮食及二便正常。

查体：面部及颈部可见密集红色丘疹，面部可毛细血管扩张，局部紧绷不适，心烦，纳可，寐可，二便调。舌暗红少苔，脉滑。

实验室检查：毛囊虫(+)。

中医诊断：面部药毒(阴虚内热证)。

西医诊断：面部激素依赖性皮炎。

治则：滋阴解毒，清热凉血。

处方：桑叶10g，菊花10g，白芍15g，金银花15g，黄芩10g，黄连6g，知母10g，甘草6g，女贞子15g，墨旱莲15g。

二诊(2018年4月17日)：皮疹稳定，夜间汗多，上方加银柴胡6g，茯苓15g，陈皮6g，浮小麦15g。

三诊(2018年5月3日)：面部皮疹发红，加生地10g，牡丹皮10g，以清热凉血。

四诊（2018 年 5 月 9 日）：面部皮疹好转，加焦神曲 10g，炒麦芽 15g，以健脾和胃。

五诊（2018 年 6 月 13 日）：面部皮疹减轻，加淡竹叶 8g，桔梗 10g。

六诊（2018 年 6 月 20 日）：面部皮疹发红好转，部分丘疹消退，舌暗，苔白腻，上方去陈皮，继续口服。

七诊（2018 年 7 月 31 日）：面部丘疹消退，红斑消退，诸症减轻，苔白腻已去，上方去黄连，加白鲜皮 15g，蒺藜 10g，首乌藤 10g，黑芝麻 15g，当归 10g，以巩固疗效。

按语：激素依赖性皮炎是由于在面部长期外用糖皮质激素制剂不当所致，故将面部激素依赖性皮炎归属中医“药毒”范畴。糖皮质激素类制剂属于辛燥甘温之品，滥用或误用日久，药毒之邪滞留肌肤助阳化热。“面部为诸阳之会”，又“风为阳邪，易袭阳位”，风邪侵袭面部易与药毒之邪相合为患，日久化热，浸淫血脉，故面部出现红斑、丘疹、毛细血管扩张、灼热、瘙痒，热毒较盛可出现脓疱，治疗以清热凉血解毒为主，药用生地、丹皮、赤芍、金银花、连翘等；热毒之邪日久伤阴后可出现皮肤干燥脱屑，伴心烦易怒、失眠等症状，治以滋阴清热，佐以解毒，常用二至丸。急性期清热凉血解毒，苦寒药物应中病即止，后期可加入二至丸、百合等药物养阴清热。本病例 1 辨证为血热证，以清热凉血解毒为主，兼以银柴胡、百合滋阴清热。病例 2 为阴虚内热证，伴心烦、夜间汗多，舌暗红、少苔，故用二至丸加减治疗。

八、色素性紫癜

例1：患者崔某，男，64岁。就诊日期：2018年8月29日。

主诉：双下肢起皮疹10余年。

患者10余年前诉因蚊虫叮咬后双下肢起皮疹，偶有瘙痒，未予重视，皮疹渐增多，饮食及二便正常。否认高血压、糖尿病、高血脂病史。

查体：双下肢可见密集暗红色及褐色针尖大小的瘀点，呈撒辣椒粉样，部分融合成片，舌红、苔白，边有齿痕，脉滑。

中医诊断：血疳（血热证）。

西医诊断：色素性紫癜性苔藓样皮炎。

治则：清热凉血止血。

处方：生地10g，牡丹皮10g，金银花15g，连翘10g，黄芩10g，淡竹叶10g，白茅根15g，薏苡仁30g，白鲜皮15g，蒺藜10g，知母10g，甘草6g，紫草6g，茜草10g。

二诊（2018年9月12日）：双下肢瘀斑颜色变淡，上方加茯苓10g，藕节炭10g。

三诊（2018年9月26日）：双下肢瘀斑颜色较前继续变淡，瘙痒减轻，大便1～2次/日，上方加山药10g。

四诊（2018年10月10日）：双下肢瘀点、瘀斑已大部分消退。继续服用上方 15 剂后皮疹全部消退。

例 2：患者耿某，男，67 岁。就诊日期：2017 年 9 月 15 日。

主诉：双下肢起皮疹伴瘙痒半年。

患者半年前无明显诱因出现双下肢起瘀点，未予重视，皮疹逐渐增多，曾于社区静脉滴注液体治疗（具体不详），效果欠佳。现双下肢起密集瘀点、瘀斑，瘙痒不甚，饮食及二便正常。

查体：双下肢可见大片紫红色瘀点、瘀斑，部分融合成大片，呈撒辣椒粉样外观，舌红、边有齿痕，苔白腻，脉滑。

中医诊断：血疳（血热证）。

西医诊断：色素性紫癜性苔藓样皮炎。

治则：清热凉血止血。

处方：薏苡仁 30g，山药 10g，板蓝根 15g，金银花 15g，紫草 6g，茜草 10g，牡丹皮 10g，白茅根 15g，白鲜皮 15g，蒺藜 10g，甘草 6g，地黄 10g，黄芩 10g，淡竹叶 10g，藕节炭 10g。

二诊（2017 年 9 月 25 日）：病情稳定，上方加知母 10g。

三诊（2017 年 10 月 11 日）：紫红色瘀斑瘀点已大部分消退，加仙鹤草 10g。

四诊（2017 年 10 月 18 日）：皮疹已大部分消退，上方加墨旱莲10g。

五诊（2017年11月16日）：皮疹消退。继续口服7剂，巩固疗效。

按语：色素性紫癜性苔藓样皮炎病因尚不完全明了，目前认为是与静脉压升高有关的毛细血管炎，基本损害为棕褐色紫癜样丘疹。中医认为，本病为血分蕴热，循行失常，溢于脉外，郁结肌肤，以致瘀血凝滞，日久肤失濡养；或内有蕴热，外受风邪，风热闭塞腠理，热伤血络，迫血妄行，溢于脉外而见发斑；或湿热内蕴，湿热下注，瘀阻经脉，肤失所濡而成。治疗上以凉血活血为主，以凉血五根汤加减，酌加健脾利湿之薏苡仁、山药，以健脾统血。

九、湿疹

例：段某，男，59岁。就诊日期：2018年3月19日。

主诉：双下肢起皮疹1个月。

患者1个月前无明显诱因双下肢起皮疹伴瘙痒，未予重视，皮疹逐渐加重，伴渗出，瘙痒重，饮食及二便正常。

查体：双下肢可见大小不等的红斑、丘疹，伴大片浅表糜烂面，渗出、结痂，面部可见散在红斑、丘疹。舌红、苔白腻，脉滑。

中医诊断：湿疮（湿热内蕴证）。

西医诊断：湿疹。

治则：清热解毒利湿。

处方：金银花 15g，连翘 10g，牡丹皮 10g，生地 10g，车前子 10g，泽泻 10g，紫草 6g，黄芩 10g，茯苓皮 15g，冬瓜皮 15g，白鲜皮 15g，地肤子 10g，薏苡仁 30g，白茅根 15g，赤小豆 10g。水煎服，日 1 剂。

外用：马齿苋 30g、薏苡仁 30g、苦参 20g、地肤子 20g，水煎外敷，每日 2 次。

硼酸氧化锌冰片乳膏，外涂，每日 2 次。

二诊(2018 年 3 月 26 日)：药后皮疹减轻，渗出减少，冬瓜皮改为 30g，白茅根改为 20g。继续口服。

三诊(2018 年 4 月 2 日)：糜烂面好转，渗出减少，瘙痒好转，上方加白术 10g，蒲公英 15g，继续口服。

四诊(2018 年 4 月 9 日)：糜烂面愈合，皮疹已无渗出，偶有瘙痒，守上方口服 1 周后痊愈。

按语：中医认为，湿疮是由于禀赋不耐，饮食失节或过食腥发之物，使脾失健运，湿热内生，因此风湿热是本病发病的基础。本例患者湿疹表现为红斑、糜烂、渗出，辨证属于湿热证，以茯苓皮、泽泻、冬瓜皮、车前子利湿，金银花、连翘清热解毒，配合清热解毒燥湿止痒中药外敷，从而治愈疾病。

十、银屑病

例 1：寻常型银屑病

患者康某，女，24 岁。就诊时间：2018 年 2 月 14 日。

主诉：头部起皮疹4年，延及周身半月。

患者4年前无明显诱因先于头皮起皮疹伴脱屑，间断治疗(效果欠佳)，半月前无明显诱因皮疹泛发周身，饮食及二便正常。

查体：周身可见密集点滴状红斑、丘疹，伴有鳞屑，头皮可见大片红斑鳞屑。舌红，苔白，脉滑。

中医诊断：白疕(血热证)。

西医诊断：寻常型银屑病。

治则：清热凉血解毒。

处方：生地 10g，牡丹皮 10g，金银花 15g，板蓝根 15g，白茅根 15g，白鲜皮 15g，炒蒺藜 10g，黄芩 10g，槐花 15g，紫草 6g，知母 10g，甘草 6g，白花蛇舌草 15g，陈皮 5g，薏苡仁 15g。7剂，水煎服，日1剂。

外用：银翘三黄膏+青黛粉，调和后外涂，每日1~2次。

二诊(2018年2月22日)：周身皮疹颜色变淡，患者食欲欠佳，加健脾消食之药六神曲 10g，炒麦芽 15g，炒鸡内金 10g。

三诊(2018年3月7日)：皮疹变薄，出现咽部红肿疼痛，去炒麦芽、炒鸡内金，加桔梗 10g，薄荷 6g，麦冬 10g，以清利咽喉。

四诊(2018年3月21日)：皮疹较前明显好转，颜色变淡，鳞屑减少，部分皮疹已经消退，自觉胁肋部胀痛不适，上方加柴胡 6g，白芍 10g，以酸甘缓急止痛。

五诊(2018 年 4 月 4 日)：皮疹继续好转，胁肋部胀痛不适感消失，时有咽部不利，上方去柴胡、白芍，加木蝴蝶 6g。

六诊(2018 年 4 月 11 日)：上肢皮疹已大部分消退，上方加芦根 15g。

七诊(2018 年 5 月 21 日)：周身皮疹已基本消退。

例 2：寻常型银屑病

王某，女，17 岁。就诊日期：2018 年 6 月 7 日。

主诉：周身起皮疹 6 年。

患者 6 年前周身起皮疹，曾口服及外用药膏 1 年余(具体药名不详)，效果欠佳，饮食及二便正常。月经后期，痛经史。自幼白细胞偏高，化验白细胞 $15.53\times10^{9}/L$ 左右，未予明确病因，未予治疗。

查体：周身可见密集红斑、丘疹，上覆银白色鳞屑，四肢较重。舌红，苔白，脉滑。

中医诊断：白疕(血热证)。

西医诊断：寻常性银屑病。

治则：清热解毒凉血。

处方：生地 10g，牡丹皮 10g，赤芍 10g，金银花 10g，连翘 10g，黄芩 10g，白茅根 30g，知母 10g，甘草 6g，芦根 10g，槐花 15g，白鲜皮 15g，蒺藜 10g，白花蛇舌草 15g，薏苡仁 15g，重楼 6g。日 1 剂，水煎服。

二诊(2018 年 6 月 19 日)：周身皮疹颜色变淡，瘙痒减轻，守上方继续口服。

三诊(2018 年 7 月 17 日)：周身皮疹好转，鳞屑减少，红斑变淡，瘙痒减轻，上方去蒺藜。

四诊(2018 年 7 月 27 日)：皮疹渐消退，上方去重楼，时有咽痒不适，加薄荷 6g。

五诊(2018 年 9 月 5 日)：红斑大部消退，仍时有咽痒不适，加桔梗 10g，巩固疗效。

例 3：红皮病型银屑病

贾某，男，29 岁。就诊日期：2016 年 4 月 20 日。

主诉：周身起皮疹半年。

患者半年前受潮后，先于背部起散在红色丘疹，上覆银白色鳞屑，就诊河北省某医院及北京某医院，均考虑为“银屑病”，给予复方青黛胶囊、复方甘草酸苷胶囊、阿维 A 口服，先后予复方丙酸氯倍他索软膏(金纽尔)、他卡西醇软膏(萌尔夫)、莫米松、卡泊三醇倍他米松凝胶(赛美尔)外用治疗，效果欠佳。皮损逐渐加重，发展为红皮病型，饮食二便正常。

查体：周身弥漫性紫红色，皮肤薄嫩，上覆细碎鳞屑，舌红，苔白，脉滑。

中医诊断：红皮(湿热)。

西医诊断：红皮病型银屑病。

治则：清热凉血解毒。

处方：地黄15g，牡丹皮10g，赤芍10g，金银花15g，连翘10g，淡竹叶10g，白茅根15g，黄芩10g，川牛膝10g，紫草10g，知母10g，玄参10g，麦冬10g，蒺藜10g，甘草10g，丹参10g。水煎服，日1剂。

二诊（2016年4月28日）：病情平稳，上方加栀子10g。

三诊（2016年5月5日）：患者周身皮肤紫红，伴脱屑，口干，瘙痒，加白鲜皮15g，蒺藜10g，白花蛇舌草20g，槐花15g，石膏15g，黄连5g。

四诊（2016年6月30日）：皮疹颜色变淡，上覆细碎鳞屑，周身可见较多正常皮肤，上方加薏苡仁15g，继续口服。

五诊（2016年8月18日）：皮疹已消退，上方去赤芍、石膏、黄连。继续口服中药半月，巩固疗效。服药期间逐渐减掉阿维A及原有外用药，改紫草油加医用凡士林外用，逐渐停药。

六诊（2018年5月23日）：患者于上次治疗后皮疹控制良好，半年前双小腿皮疹开始复发，双小腿起斑块状红斑，浸润肥厚，纳可，寐安，二便调。

查体：双下肢可见大片红色斑块，浸润肥厚，咽部红肿，舌红苔白腻，脉滑。

中医诊断：白疕（血热）。

西医诊断：寻常型银屑病。

治则：清热凉血解毒。

处方：地黄 15g，牡丹皮 10g，金银花 15g，板蓝根 15g，白茅根 20g，紫草 8g，白鲜皮 15g，蒺藜 10g，白花蛇舌草 15g，槐花 15g，薏苡仁 15g，知母 10g，甘草 6g，黄芩 10g。水煎服，日 1 剂。

外用：蒲公英 30g，牡丹皮 30g，地骨皮 30g，知母 30g，紫草 20g，白鲜皮 30g，侧柏叶 30g，水煎外洗。

七诊(2018 年 5 月 30 日)：服用上方后，患者口干咽痛，上方加芦根 10g，桔梗 10g，薄荷 6g。

八诊(2018 年 6 月 7 日)：皮疹减轻。加木蝴蝶 6g。

九诊(2018 年 6 月 14 日)：皮疹好转，未见新疹，紫草加至 10g，芦根加 15g，口服 1 个月。

十诊(2018 年 7 月 19 日)：周身红斑颜色变淡，部分消退。守上方继续口服 2 个月后，皮疹已全部消退，临床治愈，建议停药。

例 4：关节型银屑病

患者黄某，男，31 岁。就诊日期：2018 年 3 月 12 日。

主因：周身起红斑鳞屑 10 年余，加重，伴双手、双足关节痛 1 年余。

患者 10 年前无明显诱因于头皮起红斑、鳞屑，未予重视，后皮疹逐渐增多，间断口服中药治疗，皮疹控制尚可。1 年前出现双手、双足关节疼痛，就诊于某省级医院，诊断为“反应性关节炎”，经住院治疗，予以中药口服，地塞米松（具体用量不详）等药物静脉滴注，效果欠佳。后就诊于私人诊所，予以中药、泼尼松口服，病情时轻时重，长期服用激素后面部出现水肿。激素减量后皮疹加重。

现主症：头皮、躯干、四肢起弥散分布红斑、鳞屑，双手指关节、双足趾关节均肿胀、疼痛，活动受限，纳可，寐安，二便调。

查体：头皮、躯干、四肢可见弥散分布红斑、鳞屑，部分红斑融合成片，周身皮疹面积大于体表面积90%。双手指、双足趾关节肿胀。舌红、苔白腻，脉滑细。

中医诊断：白疕（湿热证）。

西医诊断：①红皮病型银屑病；②关节型银屑病。

治则：清热、凉血、解毒、除湿。

处方：土茯苓15g，地黄10g，牡丹皮10g，金银花15g，板蓝根15g，黄芩10g，白茅根15g，薏苡仁30g，甘草6g，槐花15g，紫草6g，陈皮6g，白花蛇舌草15g，知母10g，鸡血藤15g，秦艽10g，蒺藜10g。水煎服，日1剂。

外用：银翘三黄膏20g加青黛3g调匀后外涂，每日2次。

二诊（2018年3月21日）：皮疹稳定，加桑寄生10g。

三诊（2018年4月27日）：患者4月份住院治疗，好转后出院。出院后皮疹再次复发，周身仍弥漫性潮红，伴双手、双足关节肿胀不适，患者自述低热1周，伴不欲饮食，乏力，恶心。上方加茯苓15g，六神曲10g，以健脾和胃。

四诊（2018 年 5 月 15 日）：已无发热、恶心不适，仍食欲欠佳，乏力好转，双手、足关节肿痛减轻，上方加山药 10g。

五诊（2018 年 5 月 25 日）：患者仍感乏力，周身皮疹干燥、脱屑，伴口干、口渴，加石斛 10g，络石藤 10g，党参 10g，以滋阴通络。

六诊（2018 年 6 月 8 日）：周身疼痛、乏力减轻，食欲较前好转，皮疹已部分消退。上方加生地 10g，将山药加至 15g。继续口服。

七诊（2018 年 8 月 21 日）：周身无明显疼痛乏力不适，食欲较前好转，皮疹大部分消退，双手、足关节肿胀消退，可自由活动，仅有头皮少量皮屑，基底不红，继续守上方，口服 1 个月调理，巩固疗效。

例 5：关节型银屑病

孟某，女，54 岁。就诊日期：2018 年 5 月 4 日。

主诉：周身起皮疹伴瘙痒 2 年余，伴双手关节肿胀、疼痛。

患者 2 年余前周身起皮疹伴脱屑，曾外用皮癣净等激素药膏，皮疹时轻时重，之后出现双手指指关节肿胀、疼痛。现主症：周身皮损呈斑块状，双手关节红肿不能握物，饮食及二便正常。

查体：周身可见斑块状红斑，上覆厚层银白色鳞屑，斑块间散在点滴状红斑、丘疹，双手指指关节红肿变形。舌红，苔白腻。

中医诊断：白疕(湿热证)。

西医诊断：关节型银屑病。

治则：清热解毒，祛风除湿。

处方：土茯苓 15g，牡丹皮 10g，金银花 15g，板蓝根 15g，白茅根 15g，白鲜皮 15g，炒蒺藜 10g，白花蛇舌草 15g，薏苡仁 15g，槐花 15g，知母 10g，甘草 6g，秦艽 10g，桑寄生 10g，白芍 15g，威灵仙 6g，鸡血藤 15g。日 1 剂，水煎服。

外用：银翘三黄膏 20g 加青黛 3g 调匀后外涂，每日 2 次。

二诊(2018 年 5 月 11 日)：皮疹稳定，无不适，加络石藤 10g。继续口服。

三诊(2018 年 5 月 28 日)：双手关节红肿及疼痛较前减轻，红斑斑块变薄，颜色变淡。守上方继续口服。

四诊(2018 年 6 月 12 日)：手关节肿痛较前好转。大斑块已变平，颜色变淡，部分消退。上方继续口服。

五诊(2018 年 7 月 11 日)：周身皮疹已消退，关节疼痛减轻。继续口服 1 个月巩固疗效。

按语：中医称银屑病为白疕，是一种常见的红斑鳞屑性皮肤病，该病经过缓慢，具有复发倾向，对患者的身心健康影响严重。本病临床分四型，寻常型银屑病占多数，按辨证分型中又以血热型常见，本案例1、2均为寻常性银屑病血热型患者，给予清热凉血解毒之法。咽喉肿痛者，可加板蓝根、薄荷、桔梗、玄参、木蝴蝶等。病例3初次就诊为红皮病型，患者周身紫红，伴口干、口渴，辨证属气血两燔证，给予清瘟败毒饮加减，凉血消斑，后期患者热证消除，皮疹颜色转淡，应适当减少寒凉药物，防止损伤脾胃。2年后患者病情再次复发，表现为寻常性银屑病，治疗按血热证予以清热凉血活血法而收效。病例4为红皮病型合并关节型，关节炎呈远端型，手足指趾的远端关节红肿胀痛。该病常因风寒湿邪侵及肌肤，痹阻经络，风燥伤血，气滞血瘀而关节不利。体表虽有银屑病皮损，同时有类风湿性关节炎的症状，皮疹虽红，但不能过多使用清热解毒之药，应在清热解毒基础上，加鸡血藤、络石藤、秦艽、威灵仙等，以搜风除湿、解毒祛痹。

十一、掌跖脓疱病

例1：患者黄某，男，35岁。就诊日期2014年3月31日。

主诉：双手足起红斑脱屑3个月。

患者3个月前无明显诱因出现双手、足起皮疹伴脱屑，曾口服复方甘草酸苷胶囊及消银颗粒，效果欠佳。后服用雷公藤多甙2日后胸前起红色丘疹遂停用。现胸骨上1/3处疼痛，饮食二便正常。其哥哥、弟弟均有银屑病病史。

查体：双手、足可见多片鳞屑性红斑，其上可见米粒大小不等的浑浊脓疱。裂纹舌，边有齿痕，舌质偏红、苔白，脉滑。

中医诊断：掌跖脓疱（湿热证）。

西医诊断：掌跖脓疱病。

治则：清热利湿解毒。

处方：土茯苓30g，金银花15g，白鲜皮15g，陈皮6g，白花蛇舌草15g，甘草6g，板蓝根15g，白茅根15g，薏苡仁15g，知母10g，蒲公英15g，茯苓10g，野菊花10g，牡丹皮10g，鸡内金10g，莲子10g，苏梗10g。日1剂，水煎服。

外用：银翘三黄膏20g加青黛3g，调匀后外涂皮疹处，每日2次。

二诊（2014年4月8日）：用药后无不适，大便不爽，上方去莲子，加淡竹叶10g，枳壳6g。

三诊（2014年4月22日）：患者新起脓疱较前减少，红斑颜色较前变淡，近日睡眠差，汗多，上方去淡竹叶、野菊花，加首乌藤15g，合欢花6g，浮小麦15g。

四诊（2014年5月21日）：患者新起脓疱较前继续减少，红斑颜色较前变淡，局部皮疹处干燥、脱屑，睡眠好转，夜间汗出较多，有时心慌，伴口干，加五味子10g，麦冬10g，北沙参10g。

五诊（2014 年 5 月 28 日）：皮疹干燥、脱屑好转，出汗恢复正常，上方去浮小麦，加丹参 10g。

六诊（2014 年 6 月 20 日）：皮疹继续好转，无明显新起脓疱，皮疹色暗，加丝瓜络 10g，木瓜 10g。

七诊（2014 年 6 月 27 日）：脓疱消退，红斑减轻，留有片状淡红斑，伴少量脱屑，上方加赤小豆 10g，炒白扁豆 10g，服用 1 个月后随访皮疹消退。随访 4 年未再复发。

例 2：患者魏某，女，53 岁。就诊日期 2018 年 4 月 30 日。

主诉：手部起皮疹 1 年。

患者 1 年前无明显诱因手部起红斑、脓疱，间断外用药膏治疗（具体不详），效果欠佳。现双手干燥、脱屑，纳可，二便常，寐差，出汗多。

查体：手部可见大片红斑，上覆针头大小的脓疱，伴脱屑，舌红、苔白腻，脉滑。

中医诊断：掌跖脓疱（湿热证）。

西医诊断：掌跖脓疱病。

治则：清热利湿解毒。

处方：土茯苓 15g，牡丹皮 10g，板蓝根 15g，白茅根 15g，金银花 15g，薏苡仁 20g，陈皮 6g，白鲜皮 15g，蒺藜 10g，白花蛇舌草 15g，焦神曲 10g，黄芩 10g，茯神 10g，首乌藤 15g，知母 10g，甘草 6g，浮小麦 20g。日 1 剂，水煎服。

外用：蒲公英20g，牡丹皮20g，地骨皮20g，知母20g，紫草12g，白鲜皮15g，侧柏叶15g。水煎外洗，日1次。

外涂：银翘三黄膏20g加青黛3g，调匀后外涂皮疹处，每日2次。

二诊(2018年5月29日)：新起脓疱较前减少，睡眠好转，上方加重楼5g。

三诊(2018年6月19日)：未见新起脓疱，皮疹红斑颜色变淡，伴干燥脱屑，上方浮小麦增至30g。

四诊(2018年7月3日)：近1个多月未见新起脓疱，基底红斑消退，皮肤仍有干燥性鳞屑，睡眠较前好转，上方加合欢花10g、黄连4g。

五诊(2018年7月7日)：皮疹消退。

按语：掌跖脓疱病，中医称之为掌跖脓疱，是一种慢性复发性疾病，好发于30～60岁，女性常见。临床表现为掌跖部红斑基础上周期性发生无菌性小脓疱，伴角化、脱屑，中度或严重瘙痒为特征。多数学者认为本病属于局限性脓疱性银屑病。病因不明，可能与感染及金属致敏有关，有人在金属牙料去除后可缓解。一部分人金属斑贴试验阳性。

中医认为，本病乃禀赋不足，肺脾失调，运化失职，水液代谢障碍，湿邪内蕴，复感风热毒邪，内外搏结，毒热蕴聚肌肤，外发于四肢末端所致。血热外发则为红斑，热毒炽盛则化腐成脓。

本病发作期治以清热凉血解毒除湿为主，虽为无菌性脓疱，仍需加入清热解毒之品，如金银花、连翘、蒲公英、白花蛇舌草等清热解毒，白茅根、紫草凉血解毒。缓解期毒热渐消，应注意热久伤阴、血热成瘀、阻于经脉、脾虚存湿等问题。根据各自偏重，分别加入凉血护阴、养血活血、健脾祛湿之药物，延长缓解期，防止复发，但应注意药物的选配，剂量宜轻，防止留邪而致疾病迁延或复发，故应细致辨证，择机应用。

十二、皮肤淀粉样变

例：患者焦某，男，61岁。就诊日期：2018年6月27日。

主诉：周身起皮疹1个月余。

患者1个月余前，无明显诱因出现周身起皮疹伴瘙痒，曾外用自制药膏(具体药名不详)，效果欠佳，皮疹反复。饮食二便正常。皮肤科专科情况：后背部、双上肢、足踝部可见大片暗红斑，上覆米粒大小半球形丘疹，呈串珠样排列，局部皮肤粗糙，搔抓后局部有苔藓样改变，散在抓痕，少量渗液及血痂。舌红、苔白腻，脉滑。

西医诊断：皮肤淀粉样变。

中医诊断：松皮癣(湿热证)。

治则：祛风清热，利湿止痒。

处方：生地10g，牡丹皮10g，金银花15g，连翘10g，黄芩10g，淡竹叶10g，知母10g，甘草6g，白鲜皮15g，蒺藜10g，地肤子10g，茯苓皮15g，冬瓜皮15g，白茅根15g，薏苡仁15g。日1剂，水煎服。

丁苯羟酸乳膏外用，每日2次。

二诊(2018年7月17日)：皮疹瘙痒好转，无明显渗出，上方去蒺藜、冬瓜皮。

三诊(2018年10月29日)：上方去淡竹叶，加丹参10g，茜草10g，蒺藜10g，麦冬10g，白芍10g。

四诊(2018年11月7日)：皮疹及瘙痒减轻，将茯苓皮改为茯苓，白芍加为15g。

五诊(2018年11月19日)：肥厚性皮疹较前变薄，红斑颜色变淡。上背部及上肢伸侧面，下肢伸侧面皮肤呈暗褐色，但触之皮损明显减轻，自觉光滑，加首乌藤15g。

2019年1月8日复诊：皮疹大部消退，上肢及背部遗留色素沉着斑，触之皮肤光滑。舌红，苔白，脉数。守上方继续口服15剂，巩固疗效。

按语：本例为中年男性，皮肤肥厚粗糙，皮色暗红，丘疹坚硬密布而瘙痒，伴少量渗液及结痂，此为痰湿搏结肌肤，阻滞络脉，聚而成形，方以皮炎汤加减。方中生地、牡丹皮、白茅根凉血活血；金银花、连翘辛散表邪，清热解毒而不伤阴；知母清肺胃与肌肤之热，泻火除烦而不伤胃气；生甘草解毒和中；茯苓皮、冬瓜皮利水消肿，同时加用白鲜皮、地肤子解毒燥湿、祛风止痒；白芍养血柔肝，配合蒺藜疏肝和血、祛风止痒。薏苡仁健脾利湿。综观全方，取其白虎化斑之意，类清瘟败毒之功，具有清营凉血、泄热化毒、化斑保津之用。二诊因患者渗出减少，去冬瓜皮。三诊加丹参、茜草凉血活血，加白芍养血、麦冬滋阴。五诊加首乌藤养血和血。

第七章　皮肤病的中医预防及护理

第一节　皮肤病的预防

皮肤病的预防应根据各种疾病的病因、流行规律以及疾病的性质等不同情况，采取相应的对策。

1. 禀性不耐（过敏体质）者，平常宜少吃或不吃鱼、虾、蟹、牛羊肉、牛奶、辣椒等辛辣、腥膻动风发物。对药物外用或内服过敏者，尽可能找出致敏药物并避免再用。因接触某些化学物质、塑料、皮毛等而致敏者，应勿再接触。

2. 保持皮肤黏膜清洁，避免皮肤黏膜外伤或日光暴晒等。

3. 控制传染源和病源携带者，切断其传染途径。

4. 提倡并坚持体育锻炼，以增强防病抗病能力，养成良好的卫生习惯与生活方式，戒烟酒和暴饮暴食，少食油腻肥甘等。

5. 每个医务工作者都有责任做好卫生知识的宣传教

育，把预防观念和措施告诉患者和家属，可使许多疾病防患于未然。

第二节　皮肤病的护理

皮肤病的护理，对于治疗效果和预后都有重要影响。正确地掌握皮肤病的护理原则和方法，精心护理，可减轻患者痛苦，促进皮肤病早日治愈。

1. 对化脓性或其他传染性皮肤病，要注意做好隔离和衣被、器物、敷料等的消毒工作。

2. 对全身性大疱性皮肤病、剥脱性皮炎或其他重症全身性皮肤病，注意密切观察病情，换药时要无菌操作，注意保持适当的室温，防止出现受凉、感染等并发症。

3. 瘙痒性皮肤病患者应尽量避免搔抓并注意防止患者利用各种器械搔刮患处。

4. 过敏性皮肤病患者应避免食用、应用或接触有关的致敏食物、药物或器物。

5. 做湿敷治疗时不要外盖不透气的敷料如油纸、塑料膜等，以免影响渗出性皮损的水分导出而加重病情。

6. 患者洗药浴或矿泉浴时应注意水温、室温及全身情况的变化，心功能不全或其他脏腑功能衰弱的患者，宜慎用或不用此疗法。

第三节　皮肤病的防护要点

由于皮肤是身体最外面的屏障，直接与自然界接触，因此皮肤发生疾病的机会也就比较多。保护好皮肤，不仅能“防患于未然”，而且能使体表健美，焕发人们的青春活力，朝气蓬勃地学习和工作。

一、毛发的防护

毛发是人体皮肤的组成部分之一。毛发除个别处(如掌跖、指趾屈面、指趾末节伸面、唇红区、龟头、包皮内面、小阴唇、大阴唇内侧面及阴蒂等)无毛外，几乎遍及全身，毛发数量无精确统计。头发约有10万根，每平方厘米为200～300根。头发的生长期平均为2～6年，而休止期一般为2～3个月。正常人每天脱落50～100根。在正常情况下，一年能脱落约70g。由于有皮脂的不断分泌，所以头发常保持润泽柔韧。当了解一般常识后，对正常脱发就无须多虑。如何保护好头发?一般来说，从以下两方面进行。

1. 经常洗涤

洗头是人们日常的卫生习惯。通过洗涤，除去头皮、头发的油腻和污垢，使头皮轻松，头发舒展蓬松。一般每周洗1～2次，水温以37～38℃为宜。洗涤用品宜选用中性或微酸性的洗发乳，勿用碱性过强的洗涤用品。洗涤方法是先将头发润湿，用适量洗发乳稀释后揉擦头发，再用清水冲洗干净并擦干。

2. 梳理与按摩

洗发后必梳头，可用梳子同时梳发梳头皮，梳头皮时用力适中，勿用力过猛而损伤头皮。梳头能刺激头发的血液循环，有利于头发的生长；也可用手指指腹从前发际向后轻轻按摩头皮，促进头部血液循环。

二、面部皮肤防护

要保持皮肤健康，延缓衰老，皮肤的保健十分重要。第一，要养成良好的生活习惯。心态稳定，情绪乐观，能使皮肤肤色红润，焕发容光；相反会加速皮肤的老化，使面色黯淡或灰黄。第二，睡眠要充足、规律。按时的睡眠习惯及充足的睡眠时间对维持皮肤新陈代谢及正常的生理功能十分重要。第三，饮食要合理。合理饮食能使大便保持通畅，肠道内的有毒物质被及时排出，达到美容养颜的效果。同时，还要避免不良的饮食习惯，如吸烟、过量饮酒等。这些不良习惯能加速皮肤衰老，影响到皮肤，尤其是面部皮肤的美观。第四，加强体育锻炼。体育锻炼能改善血液循环，促进代谢废物的排泄；同时，还能增强皮肤对外界环境的适应能力，使人心情愉悦，皮肤永葆青春健美。

做好皮肤的保健除了要有良好的生活习惯外，还要有做好皮肤的清洁、保湿、防晒等。

1. 皮肤清洁

清洁是皮肤护理的重要因素，正确洁面可以去掉脸上过多的油脂、灰尘和残留的化妆品，而不破坏皮肤的皮脂膜和天然保湿因子，使皮肤保持最好的酸碱度和最佳状态,护肤品才能被充分吸收。清洁的水温不宜过高，不要用过激的手段损伤皮肤的保护屏障。市面上洗面奶的种类很多，挑选一种适合自己的洗面奶十分重要。一般泡沫越多的产品，清洁能力越强，较适合油性皮肤的人使用;添加了较多润肤成分的产品，泡沫较少，质地较温和，适合干性皮肤的人使用。适合自己的洗面奶，洗面后皮肤光滑滋润，没有紧绷感，感觉舒适;如果洗后皮肤紧绷、起皮，这就是清洁过度了，破坏了皮脂膜的完整。对于干性和敏感皮肤更应注意清洁不要过分，晚上用洗面奶清洁，早上用清水冲洗即可。

2. 皮肤保湿

保湿是皮肤护理的关键一步，如果皮肤保湿能做好，皮肤就会变得柔软光滑，再用其他护肤品才更容易吸收。

皮肤变干的原因很多，正常皮肤角质层可以形成一个完整的“膜”，防止水分丢失，保护内部结构不受损伤，这就是皮肤的屏障功能。干性皮肤的屏障功能受到了影响，保护膜变得不再完整。因此，皮肤内的水分、电解质和其他物质会通过表皮丧失，会使皮肤更干燥，出现恶性循环;外界有害或刺激性物质容易入侵，导致皮肤过敏或感染。总之，皮肤屏障功能遭到破坏后，皮肤会变干。皮肤干燥的原因有多种：①遗传因素：有的人生来就是皮肤干燥，但通过后天护理保养可以得到改善;②清洁护理：清洁剂护理方法不正确是引起皮肤干燥的常见原因，如经常使用热水洗，使用强效的清洁控油祛痘产品或肥皂洗澡等，容易破坏皮肤表面正常的脂质，使皮肤干燥;③疾病因素：如寒冷、干燥、风大、经常使用空调、室内暖气太热等，都可加重皮肤干燥；④部分疾病可以导致皮肤干燥，如慢性湿疹、皮炎、老年性皮肤瘙痒症、干燥综合征、尿毒症、甲状腺功能减退症等，服用某些特殊药物如维 A 酸药物等、精神压力过大、熬夜也会加重皮肤干燥;⑤年龄因素：随着年龄的增加，皮肤干燥老化后修复速度减慢，皮肤自身保湿能力下降，更容易使皮肤干燥。

选好保湿剂：目前市面上保湿剂种类繁多，挑选一种好的保湿剂，可以使皮肤即使在干燥的环境里也会感觉舒适光滑。判断一种保湿剂的好坏，就是在面部或身体上小面积试用，皮肤的感受就是最好的答案。好的保湿剂质地清爽，用后皮肤湿润光滑有弹性，但不会油腻、泛油光。

油性皮肤也要保湿：皮肤出油是由皮脂腺分泌的，而水是皮肤角质层中保护屏障功能的重要组成部分。油性皮肤的人因为出油多，经常会过度清洁，而控油的化妆品或多或少都会使皮肤干燥。如痤疮患者的皮肤，由于治痤疮药物的刺激，皮肤经常会处于出油又缺水的状态，表现为T区出油，两颊脱屑干燥。皮肤长期处于这种缺水状态会变得敏感，已经用过的化妆品会感到刺激，很多治疗痤疮的药物不能耐受。

如果是油性皮肤，建议用温和的方法清洗面部，不要过多使用磨砂和碱性强的洗面奶、洁面皂，以免破坏皮肤的屏障。可以选择质地清爽的保湿霜，坚持使用，特别是治疗痤疮正在用药的人，更要注意保护皮肤屏障功能，提高药物的耐受性和疗效。

3. 注意防晒

阳光中的紫外线包括中波紫外线和长波紫外线，中波紫外线会使皮肤晒伤，而长波紫外线会引起皮肤老化，出现色斑、皱纹、松弛等。

紫外线对皮肤的伤害是日积月累的，因此一年四季均应注意做好防晒。选防晒霜并非防晒系数（SPF）越高越好，SPF 是针对中波紫外线的防护效果。SPF 一般不超过30，根据紫外线的强弱可选用 10～30 即可。PA 是针对长波紫外线的防护效果，用＋、＋＋、＋＋＋三个等级表示。如果在海边紫外线特强可多涂几次防晒霜，多云天气可以少涂一些，防晒霜一般在出门前20 分钟涂擦，正确使用十分重要。

防晒霜按照作用原理的不同，分为物理性防晒剂和化学性防晒剂两种。物理性防晒剂是用不透光物质做成非常细的颗粒，可以反射或散射紫外线，使之不进入肌肤，可防护中波紫外线和长波紫外线。物理性防晒剂主要以二氧化钛、氧化锌、滑石、氧化镁、碳酸钙和白陶土等为主要成分，其优点是安全性好，不容易过敏，比较适合儿童和敏感性皮肤,缺点是比较厚重，涂在面部白白厚厚的一层，不太自然。化学性防晒剂是紫外线的吸收剂，主要成分是合成的脂类，可以吸收紫外线，使其能量衰减掉，无法达到皮肤。化学性防晒剂可以吸收中波紫外线和长波紫外线，常用成分有对氨基苯甲酸盐及其衍生物、肉桂酸酯类、水杨酸酯类、苯酮类等。其优点是质地轻薄，透明感好，但有一定的刺激性，有的人会过敏。一旦过敏，立刻停用。

三、饮食防护

饮食不节是皮肤病发生的主要原因之一。饮食防护一定要了解食性——食物的四气（寒、热、温、凉）、五味（酸、苦、甘、辛、咸）及其功能作用，恰当掌握饮食的忌宜，以防止疾病的发生与发展。

1. 食物性能

食物的种类繁多，寒热温凉略有偏颇，通常有以下几类。

寒凉食物：西瓜、苦瓜、梨、苹果、冬瓜、丝瓜、茄子、甜瓜、黄瓜、萝卜、绿豆、赤小豆、白菜、苋菜、卷心菜。多具有清热、泻火、解毒作用。

温热食物：生姜、大葱、大蒜、韭菜、芫荽、芥子、桃、李子、羊肉、狗肉等。多具有温阳散寒作用。

平性食物：大米、糯米、小麦、黑豆、白扁豆、豌豆、花生、芝麻、山药、油菜、芋头、芹菜、藕、猪肉、鸡肉、蛋类等。多具有平补作用。

根据皮肤科的特点，我们将与皮肤病有关的食物，归为如下几类。

辛辣食物：生姜、生葱、生蒜、胡椒、芥末及各种酒。

腥发食物：鱼、虾、蟹、猪头肉、羊肉、狗肉及芫荽、芥菜、韭菜、香椿等。

油腻食物：各种动物脂肪，如猪油、猪脂、牛油、羊油、羊脂，用植物油煎炸的食品。

生冷食物：指过食寒凉之瓜果，或未经洗制或制作的凉拌菜类。

关于食物的五味，多数食物是几味同俱，或以一种味道为主。辛味食物有发散作用，如姜、葱，风寒外袭证可选用之。苦味食物有燥湿清热作用，如苦瓜，湿热患者可少量食之。酸性食物有收敛固涩作用，如乌梅、石榴，多汗症患者可食之。甘味食物有补益作用，如大枣，皮肤病之脾虚者可服之。咸味食物有软坚散结作用，如海蜇，结节性或囊肿性皮肤病患者可酌情食用。

2. 食物宜忌

饮食宜忌在医疗中起辅助作用。因此，宜吃什么和不能吃什么都是相对而言的，不能把它绝对化了。一般来说，油性皮肤的人食宜清淡，寒凉食物和平性食物比较适宜，而不宜过食温热食物。干性皮肤的人饮食以平性食物为主，适当配合温热食物。中型皮肤和混合型皮肤的人，参考上两型皮肤酌情选用。

皮肤病种类繁多，有些病可有寒、热、虚、实等证候。因此，皮肤病的饮食宜忌也应区别对待。

从病种来说，由毒热所致的皮肤病，饮食以清淡为主，宜选用寒凉食物，如发际疮、蝼蛄疖、缠腰火丹、热疮、黄水疮、风疹、水痘、丹毒、痱子、暑热疮等。由内外寒邪引起的皮肤病，宜选用温热食物和平性食物，如肌痹、皮痹、肢端青紫症、红蝴蝶疮（红斑狼疮）等。瘙痒性皮肤病，如风瘙痒、牛皮癣、马疥、水疥、瘾疹、肾囊风等，应忌食辛辣食物。有些皮肤病病因复杂，机体禀赋不同，食物宜忌也有区别。如浸淫疮、旋耳疮、肾囊风等，辛辣、生冷及腥发等食物都应注意；白疕则不宜吃辛辣、腥发食物，肺风粉刺、酒渣鼻、发蛀脱发、面游风等，以忌食油腻、辛辣食物为主等。

从皮肤病的证候来说，热证和阴虚者忌食辛辣而宜寒凉食物，寒证和阳虚者忌食寒凉而宜温热食物。红斑类皮肤病和脓疱为主要皮损的皮肤病患者饮食宜寒凉而忌辛辣。

在四季，夏季食物宜清淡，冬季食物宜滋补。但是，也不能忽略我国南甜、北咸、东辣、西酸的饮食习惯。总之，对食物的选择宜忌，也要体现辨证论治的基本精神。

四、精神防护

七情内伤可导致皮肤病的发生，已如前述。在精神防护上，除了要宣传普及有关知识外，从实际工作看，重点要做好皮肤病患者的思想开导工作。皮肤病显露在外，有碍美观，给患者造成很大的精神压力。例如肺风粉刺患者多为青年人，就诊者有焦虑、忧愁、急躁、害羞等各种表现。医生若能简单说明病因、病程，应该介绍防护措施，指导正确使用化妆品及饮食的注意事项等，这对消除不必要的精神负担是有益的。又如油风，医生应指出此病与精神紧张有关，并告之一般是可以恢复的，患者心中有数，精神压力无形中就减轻了。

皮肤病病程相对较长，尤其像皮痹、肌痹、白疕、红蝴蝶疮（红斑狼疮）等病，病程漫长，或反复发作，患者往往对治疗失去信心，出现意志低落、情绪消极、悲观失望等，甚至产生绝念。对这样的病人，不管是门诊还是住院，医护人员首先热情关怀，态度和蔼，了解掌握患者的思想动态，从医疗技术上给予高质量服务，从精神上给予鼓励，介绍同类患者与疾病做斗争得到治愈的生动事例，激发战胜疾病的勇气，配合治疗。皮肤病患者的精神压力，有时来自他人。这种情况主要是一些无皮肤病常识的人，言谈话语及有意无意造成的。这就需要医护人员宣传有关皮肤病知识，逐步解决。

五、用药防护

皮肤病内服药物同其他科一样。这里重点谈谈外用药的一般防护原则。首先要熟知外用药的功能作用及主要成分，不能盲目乱涂药。如白疕，在刚发病时，要选用刺激性小的药物，否则会加重病情。有人治病心切，受有病乱投医思想影响，听说某药治白疕"效果好"，拿过来就大面积涂搽，结果使皮损泛发全身而出现红皮病，造成更大痛苦。还有阴癣（股癣），常有患者自行涂西药氟轻松、去炎松之类的药物，结果越涂皮损越扩大，事与愿违。

关于外用药的剂型和使用方法也很重要，不是所有皮肤病一律用膏剂，试想糜烂、渗出者，涂药膏后有如覆盖一层塑料薄膜一样，会使皮损加重。有些皮损需要凉湿敷，却用热湿敷方法，也是不行的。如此这些，医生首先要有丰富的知识和技术，也要注意要求病人严格按正确医嘱实施。

六、瘙痒防护

瘙痒是皮肤病最常见的自觉症状之一。剧烈瘙痒，令人心烦意乱，影响工作、学习和日常生活。反复搔抓往往会加剧病情。

1. 给以必要的止痒药，以减轻症状。如西药氯雷他定片、盐酸西替利嗪片等。

2. 减少搔抓次数和时间。搔抓有时会不自觉进行，但要从主观上逐渐控制，尽力克制，或用抚摸、拍打发痒部位，或做其他事情转移注意力。切忌重抓，反复重抓一方面会使皮损粗糙、苔藓化，一方面抓破易继发感染。因此，要常剪指甲。

3. 勿用烫洗。热水烫洗确能临时止痒，但这是热掩盖了痒，而不是真正的止痒。殊不知越烫越痒，常常烫洗会欲罢不能，不利于病情恢复。瘙痒病人要使用正确的洗浴方法。

4. 瘙痒者，忌食辛辣、腥发等食物。

5. 衣服宜柔软、宽大，减少摩擦。

参 考 文 献

[1] 程士德. 内经讲义:第 5 版[M]. 上海:上海科学技术出版社,2018.

[2] 印会河,童瑶. 中医基础理论:第 2 版[M]. 北京:人民卫生出版社,2006.

[3] 张学军. 皮肤性病学:第 8 版[M]. 北京:人民卫生出版社,2013.

[4] 徐宜厚. 中医皮肤科诊疗学[M]. 武汉:湖北科学技术出版社,1986.

[5] 陈平. 皮肤病临床常用中药指南[M]. 北京:科技文献出版社,2006.

[6] 吕景山. 施今墨对药:第 3 版[M]. 北京:人民军医出版社,2005.

[7] 顾伯康. 中医外科学[M]. 上海:上海科学技术出版社,2018.

[8] 贾波,李冀. 方剂学[M]. 北京:中国中医药出版社,2014.

[9] 杨志波,范瑞强,邓丙戌. 中医皮肤性病学[M]. 北京:中国中医药出版社,2010.